Javier Salazar
Edith Castellanos C
Claudia B Enriquez H

Conhecimento dos métodos contraceptivos entre os jovens mexicanos

Javier Salazar
Edith Castellanos C
Claudia B Enriquez H

Conhecimento dos métodos contraceptivos entre os jovens mexicanos

Conhecimento de métodos contraceptivos entre adolescentes do Telebachillerato El Nigromante, Veracruz

ScienciaScripts

Imprint
Any brand names and product names mentioned in this book are subject to trademark, brand or patent protection and are trademarks or registered trademarks of their respective holders. The use of brand names, product names, common names, trade names, product descriptions etc. even without a particular marking in this work is in no way to be construed to mean that such names may be regarded as unrestricted in respect of trademark and brand protection legislation and could thus be used by anyone.

Cover image: www.ingimage.com

This book is a translation from the original published under ISBN 978-620-0-03309-3.

Publisher:
Sciencia Scripts
is a trademark of
Dodo Books Indian Ocean Ltd. and OmniScriptum S.R.L publishing group

120 High Road, East Finchley, London, N2 9ED, United Kingdom
Str. Armeneasca 28/1, office 1, Chisinau MD-2012, Republic of Moldova, Europe
Printed at: see last page
ISBN: 978-620-7-00949-7

Índice :

Capítulo 1	8
Capítulo 2	14
Capítulo 3	42
Capítulo 4	51
Capítulo 5	57

Conhecimento dos métodos contraceptivos entre os jovens mexicanos

Conhecimento de métodos contraceptivos entre adolescentes do Telebachillerato El Nigromante, Veracruz.

Dr. Javier Salazar Mendoza
Dra. Edith Castellanos Contreras
Dra. Claudia Beatriz Enríquez Hernández

Conhecimento de métodos contraceptivos entre adolescentes do Telebachillerato El Nigromante, Veracruz.

Gabriela Berenice Cuervo Pablo

Autores

Castellanos Contreras Edith

Bacharel em Enfermagem, Mestre em Ciências da Enfermagem e Doutora em Ciências Jurídicas, Administrativas e Educacionais. Professora Titular "C", na Faculdade de Enfermagem Veracruz da Universidad Veracruzana, com Reconhecimento do Perfil Desejável PRODEP; membro do Organismo Acadêmico Desenvolvimento Humano-Veracruz (UV-CA-275) e da Rede de Organismos Acadêmicos e Pesquisadores para o Desenvolvimento Humano Sustentável, Professora com reconhecimento por Mérito Docente 2016, Coordenadora Estadual do Mestrado em Enfermagem da Universidad Veracruzana (ecastellanos@uv.mx).

Enríquez Hernández Claudia Beatriz

Graduação em Enfermagem, Mestrado em Ciências da Enfermagem e Doutorado em Ciências da Saúde Ocupacional. Professor Titular "C", com reconhecimento do Perfil Desejável PRODEP; Líder do Organismo Académico Desenvolvimento Humano-Veracruz (UV-CA-275). Responsável perante a Universidade Veracruzana das redes: Desenvolvimento Humano e Rede de Corpos Acadêmicos de Enfermagem da Universidade Veracruzana e membro do Núcleo Acadêmico Básico do Mestrado em Enfermagem da Faculdade de Enfermagem Veracruz (beenriquez@uv.mx).

Salazar Mendoza Javier

Bacharel em Enfermagem, Mestre em Enfermagem e Doutora em Ciências Jurídicas, Administrativas e Educacionais, colaboradora do Corpo Acadêmico Desenvolvimento Humano-Veracruz (UV-CA-275) e da Rede de Corpos Acadêmicos e Pesquisadores para o Desenvolvimento Humano Sustentável; Professora Titular da Faculdade de Enfermagem Orizaba, Universidade Veracruzana, com reconhecimento por Mérito Docente 2018 e 2019, com reconhecimento do Perfil Desejável PRODEP. Líder do Grupo de Colaboração Acadêmica: cuidados de enfermagem, dependências e saúde mental e membro do Núcleo Acadêmico Básico do Mestrado em Enfermagem da Faculdade de Enfermagem Veracruz (jasalazar@uv.mx).

Co-autores

Cabrera Martínez Margarita

Licenciada em Enfermagem e Obstetrícia e Mestre em Ciências da Enfermagem. Professora da Faculdade de Enfermagem de Orizaba, Universidad Veracruzana, membro da Rede de Organismos Acadêmicos e de Investigação para o Desenvolvimento Humano Sustentável e do Grupo de Colaboração Acadêmica: cuidados de enfermagem, dependências e saúde mental. (margcabrera@uv.mx).

Carral Hernández Brenda

Licenciada em Enfermagem, professora na Universidade Veracruzana, Faculdade de Enfermagem Veracruz, membro do Cuerpo Académico Desarrollo Humano-Veracruz (UV-CA-275) e da Red de Cuerpos Académicos e Investigadores para el Desarrollo Humano Sustentable (bcarral@uv.mx).

Contreras Miranda María de Jesús

Licenciada em Enfermagem, Mestre em Ciências da Enfermagem e Doutora em Administração Pública e Governo. Professora Titular da Faculdade de Enfermagem Veracruz; membro do Organismo Acadêmico Desenvolvimento Humano-Veracruz (UV-CA-275) e da Rede de Organismos Acadêmicos e Pesquisadores para o Desenvolvimento Humano Sustentável e membro do Núcleo Acadêmico Básico do Mestrado em Enfermagem da Faculdade de Enfermagem Veracruz (jescontreras@uv.mx).

Conzatti Hernández María Esperanza

Licenciatura em Enfermagem, Mestrado em Ciências da Enfermagem. Professora a tempo inteiro e Directora da Faculdade de Enfermagem de Orizaba, Universidade Veracruzana, membro da Rede de Organismos Acadêmicos e de Investigação para o Desenvolvimento Humano Sustentável e do Grupo de Colaboração Acadêmica: cuidados de enfermagem, dependências e saúde mental (econzatti@uv.mx).

Cuervo Pablo Gabriela Berenice

Estudante de Serviço Social, Licenciatura em Enfermagem na Universidade Veracruzana, Faculdade de Enfermagem, Veracruz. (berenice_cuervo@hotmail.com).

Fernández Blanca Flor

Graduação em Enfermagem, Mestrado em Pesquisa Educacional e Doutorado em

Educação. Professora Titular "C", com reconhecimento do Perfil Desejável PRODEP; membro do Corpo Acadêmico Desenvolvimento Humano-Veracruz (UV-CA-275) e da Rede de Corpos Acadêmicos e Pesquisadores para o Desenvolvimento Humano Sustentável. Professora com reconhecimento por Mérito Docente 2011; coordenadora de Pesquisa da Faculdade de Anexos e membro do Núcleo Acadêmico Básico do Mestrado em Enfermagem da Faculdade de Enfermagem Veracruz (blfernandez@uv.mx).

González Angulo Pedro

Licenciada em Enfermagem e Mestre em Enfermagem, colaboradora do Organismo Académico Desenvolvimento Humano-Veracruz com o código UV-CA-275 e da Rede de Organismos Académicos e Investigadores para o Desenvolvimento Humano Sustentável; Professora a tempo inteiro na Universidad Juárez Autónoma de Tabasco, responsável pelo Programa Educativo da Licenciatura em Enfermagem da Divisão Académica Multidisciplinar de Jalpa de Méndez. Representante do grupo de investigação Enfermagem e Saúde com perfil PRODEP (petga82@hotmail.com).

González Riego Roberto Alejandro

Licenciado em Psicologia e Mestre em Administração de Empresas na área de Recursos Humanos pelo Tecnológico Milenio. Professora da Faculdade de Psicologia da Universidad Veracruzana; colaboradora do Cuerpo AcadémicoDesarrolloHumanoVeracruz (UV-CA-275), (robergonzalez@uv.mx).
Méndez Cordero Ernestina

Licenciada em Enfermagem e Pedagogia. Especialista em Enfermagem Cirúrgica, Ensino Superior, Administração e Docência, Mestre em Educação, Doutora em Educação e Doutora em Administração Pública e Governo, ex-Diretora de Enfermagem da UMAE, IMSS, Professora Titular "C" e membro do Núcleo Acadêmico Básico do Mestrado em Enfermagem da Faculdade de Enfermagem de Veracruz, Universidade de Veracruz, com reconhecimento do Perfil Desejável (PRODEP), Membro do Conselho Consultivo de Vinculação, reconhecimento de mérito docente 2019, colaboradora no Órgão Acadêmico Desenvolvimento Humano (UV-CA-275) e na rede de Órgãos Acadêmicos e pesquisadores para o Desenvolvimento Humano Sustentável (ermendez@uv.mx).

López Ocampo Miguel Ángel

Licenciada em Enfermagem, Mestre em Enfermagem, Professora da Faculdade de Enfermagem de Veracruz, colaboradora do Organismo Acadêmico de Desenvolvimento Humano de Veracruz (UV-CA-275) e da Rede de Organismos Acadêmicos e de Investigação para o Desenvolvimento Humano Sustentável (milopez@uv.mx).

López Posadas Jesús Radai

Licenciada em Enfermagem pela Universidad Veracruzana, Faculdade de Enfermagem de Orizaba, membro da Rede de Organismos Académicos e Investigadores para o Desenvolvimento Humano Sustentável e membro da Associação de Investigadores para o Desenvolvimento Humano Sustentável (radalpz@gmail.com).

López Mora Gloria

Licenciada em Enfermagem, Mestre em Ciências da Enfermagem e Doutora em Administração Pública e Governo. Professora titular da Faculdade de Enfermagem Veracruz da Universidade de Veracruz; membro do Organismo Académico Desenvolvimento Humano-Veracruz (UV-CA-275) e da Rede de Organismos Académicos e Investigadores para o Desenvolvimento Humano Sustentável e membro do Núcleo Académico Básico do Mestrado em Enfermagem da Faculdade de Enfermagem Veracruz (glmora@uv.mx).

Rodríguez Muñoz Ivett

Licenciada em Enfermagem, Mestre em Ciências da Educação e Mestre em Psicologia e Desenvolvimento Comunitário, Especialista em Psicologia Comunitária e Doutora em Educação. Professora a tempo inteiro na Faculdade de Enfermagem de Orizaba, Universidade Veracruzana; membro do Grupo de Colaboração Académica Cuidados de Enfermagem, Dependências e Saúde Mental e da Rede de Organismos Académicos e de Investigação para o Desenvolvimento Humano Sustentável (iverodriguez@uv.mx).

Resumo

Introdução: A Organização Mundial de Saúde (2016) define a adolescência como o período de crescimento e desenvolvimento humano que ocorre após a infância e antes da idade adulta, entre os 10 e os 19 anos, constituindo uma fase de risco considerável e sendo influenciada pelo contexto social.

Objetivo: Determinar o nível de conhecimento dos métodos contraceptivos entre os adolescentes do Telebachillerato El Nigromante, Veracruz.

Metodologia: estudo quantitativo, descritivo, prospetivo e transversal, em 53 estudantes com idades compreendidas entre os 15 e os 21 anos, ao nível do ensino secundário.

Resultados: 54,7% são do sexo feminino e 45,3% do sexo masculino. **Dimensões conceptuais:** 92,4% sabem que o uso de contraceptivos se destina a toda a população sexualmente ativa e 62,3% têm consciência de que estes evitam a gravidez e protegem contra as doenças sexualmente transmissíveis.

Importância dos seus conhecimentos: 77,3% concordam que, para além de protegerem a gravidez, previnem a propagação de infecções sexualmente transmissíveis, 83% afirmam que o preservativo é o único que protege contra as infecções sexualmente transmissíveis.

Utilização dos métodos contraceptivos existentes: 41,5% dos estudantes afirmam que a vasectomia e a laqueação das trompas não são métodos contraceptivos permanentes, 22,7% não identificam o método de ritmo.

Frequência de uso do método: 96% pensam que o preservativo deve ser usado apenas uma vez e não é reutilizável, e 77,4% mencionam que o preservativo deve ser usado antes de iniciar a relação sexual para maior eficácia, respondendo assim ao objetivo geral de que 76.5% têm alto e médio (24,5%) conhecimento dos métodos contracetivos, coincidindo com Aranda et al. (2017), e Jiménez (2016), contrastando com Sánchez et al. (2015), Vargas et al. (2016) e Moreno e Rangel (2012), uma vez que as suas populações obtiveram alto conhecimento.

Palavras-chave: conhecimentos, métodos contraceptivos, adolescentes.

Capítulo I
Estado em causa

ESS. Cuervo Pablo Gabriela Berenice
LE. López Posadas Jesús Radai ME. López Ocampo Miguel Ángel Mtro. González Riego Roberto Alejandro ME. González Angulo Pedro LE. Carral Hernández Brenda **Introdução**

Os métodos contraceptivos (MAC) são procedimentos que previnem a gravidez nas mulheres sexualmente activas, quer sejam utilizados por elas ou pelos seus parceiros. Podem ser hormonais ou não hormonais, temporários ou permanentes, de base tecnológica ou comportamental. O profissional de saúde deve informar sobre todas as opções e verificar os critérios de elegibilidade de forma a facilitar a tomada de uma decisão livre e informada por parte da utente. Também pode fornecer orientações sobre a gestão dos efeitos secundários ou possíveis problemas que surjam e oferecer-se para alterar o MAC, se a utente assim o desejar (ICMER, 2018).

Por outro lado, a Organização Mundial de Saúde (OMS) define a adolescência como o período de crescimento e desenvolvimento humano que ocorre depois da infância e antes da idade adulta, entre os 10 e os 19 anos. É uma das fases de transição mais importantes da vida humana, caracterizada por um ritmo acelerado de crescimento e mudança (OMS, 2009).

A adolescência é igualmente um período de preparação para a idade adulta, durante o qual ocorrem várias experiências de desenvolvimento importantes. Para além da maturação física e sexual, estas experiências incluem a transição para a independência social e económica, o desenvolvimento da identidade, a aquisição das competências necessárias para estabelecer relações adultas e assumir papéis de adulto, e a capacidade de raciocínio abstrato. Embora a adolescência seja sinónimo de crescimento excecional e de grande potencial, é também um período de risco considerável, durante o qual o contexto social pode ter uma influência determinante (OMS, 2009).

O principal interesse do estudo Conhecimento de métodos contraceptivos em adolescentes do Telebachillerato El Nigromante, Veracruz, é verificar se o conhecimento dos alunos da escola é alto ou baixo, bem como determinar se eles inferem ou não os dados sócio-demográficos. Esperamos obter resultados positivos com este estudo e, caso contrário, poder fazer intervenções para melhorar os níveis obtidos. Para o efeito, foi aplicado um instrumento, com o qual foram recolhidas as informações necessárias para a realização do trabalho de investigação.

É composto por cinco capítulos, sendo que o primeiro descreve e coloca o problema a estudar, bem como a questão de investigação: qual é o conhecimento que os adolescentes têm sobre os métodos contraceptivos. Apresenta também os objectivos gerais e específicos do projeto: determinar os dados sociodemográficos, conhecer os conceitos que têm sobre o assunto, identificar os métodos mais utilizados e classificar a importância da utilização de contraceptivos.

No quadro de referência, são apresentados estudos relacionados com o tema deste trabalho, com o objetivo de comparar os resultados obtidos em diferentes anos e locais, bem como alargar o tema de estudo, apresentando informação sobre o conhecimento dos métodos contraceptivos.

O capítulo IV abrange tudo o que se relaciona com o estudo efectuado, como a população a que foi aplicado o instrumento, o material utilizado, a descrição do procedimento a utilizar e os resultados obtidos após a análise dos dados recolhidos.

Os resultados são representados por dados descritivos através da utilização de testes estatísticos que comprovam as hipóteses propostas, após isso, os resultados obtidos são discutidos teoricamente com outras pesquisas, dando a conclusão para estudos futuros. Por fim, são apresentadas as referências bibliográficas que apoiaram a construção do projeto e os anexos que foram úteis para a realização do mesmo.

Descrição e enunciado do problema

Segundo dados do Instituto Nacional de Estatística e Geografia (2016), um em cada seis nascimentos ocorre em jovens de 15 a 19 anos, fato lamentável, pois essa situação poderia ser evitada com o uso regular de contraceptivos de fácil obtenção e ingestão, além de oferecer alta eficácia.

Também no jornal Excélsior (citado por Silva, 2013), foi referido que o coordenador nacional do Programa Gente Jovem da Fundação Mexicana para o Planeamento Familiar indicou que o início precoce das relações sexuais e a falta de uso de contraceptivos são os factores mais importantes no aumento de gravidezes não planeadas ou indesejadas entre os adolescentes.

Da mesma forma, existem dados que demonstram que 1,5% dos adolescentes não utilizaram qualquer método contracetivo na primeira relação sexual, pelo que é fundamental que os jovens tenham um aconselhamento regular, pois a visita a um especialista de saúde é essencial para garantir o acesso a um controlo eficaz da fertilidade (Silva, 2013).

A utilização de métodos de planeamento familiar é uma atividade responsável que visa evitar comportamentos sexuais de risco, a propagação de Infecções Sexualmente Transmissíveis (IST) ou a génese de uma gravidez indesejada, situações que se revestem de grande importância para a saúde pública, pelo que é necessário conhecer o nível de conhecimentos, práticas e atitudes dos jovens sobre a sexualidade, de forma a desenhar estratégias de educação e comunicação que desenvolvam comportamentos saudáveis (Mosquera & Mateus, 2003). Se é verdade que a adolescência passa por mudanças rápidas e profundas que marcam cada indivíduo de forma diferente. Apesar disso, é comummente considerada como um subconjunto saudável da população, desvalorizando a importância das suas necessidades de saúde.

A Organização Mundial de Saúde (OMS, 2014), no seu relatório Saúde para os adolescentes do mundo, a depressão é a principal causa de doença e incapacidade entre os jovens de ambos os sexos com idades compreendidas entre os 10 e os 19 anos. Os adolescentes, enquanto população vulnerável, têm uma série de problemas que têm origem em diferentes fontes, como o álcool, as drogas ou o bullying, distúrbios da imagem corporal, distúrbios alimentares, depressão, perturbações emocionais, gravidez indesejada e transmissão de IST.

É importante ter em conta que o início da vida sexual ativa nos adolescentes não é previsível, uma vez que este acontecimento ocorre muitas vezes de forma inesperada, levando a uma falta de preparação e à negligência dos métodos contraceptivos.

No México, os adolescentes estão a iniciar este processo cada vez mais cedo, muitas vezes antes dos 15 anos. O jornal Excélsior (citado pelo Ministério da Educação Pública, 2015), revela que os jovens do ensino secundário tiveram a sua primeira relação sexual entre os 12 e os 15 anos.

Daqui se pode deduzir que quatro em cada dez estudantes do ensino secundário iniciaram a sua vida sexualmente ativa no ensino secundário, a gravidade desta situação é que um quarto deles não utilizou um método contracetivo para evitar infecções sexualmente transmissíveis ou uma gravidez não planeada, o que aumenta a possibilidade de abandono do ensino secundário em 37% (SEP, 2015). Diz-se que a idade média para se tornar sexualmente ativo é de 15 anos, as estatísticas do SEP revelaram que quatro em cada dez adolescentes tiveram a sua primeira relação sexual aos 12, 13, 14 ou 15 anos, mas mais de 50% deles não sabem o uso correto de contraceptivos. Segundo um inquérito do Centro Latino-Americano para a Saúde e a Mulher (SEP, 2015), esta falta de conhecimento faz com que quatro em cada dez gravidezes ocorram em raparigas de 12 e 15 anos.

No mesmo ano, o SEP reforçou as acções de prevenção da gravidez em idade precoce, uma vez que esta pode afetar o progresso escolar dos jovens; por isso, deve ser fornecida informação nas escolas para a evitar, e foi também aplicado um inquérito sobre Exclusão, Intolerância e Violência no Ensino Secundário Superior, que revelou que 40% dos homens e 29% das mulheres iniciam a sua vida sexual no ensino secundário, uma percentagem semelhante à dos que o fazem no ensino secundário.

Por conseguinte, é necessário realizar este projeto para determinar e identificar o verdadeiro nível de conhecimentos que os jovens do liceu El Nigromante possuem, bem como para determinar onde têm as maiores fraquezas neste domínio e para tirar partido dessas áreas de oportunidade.

Por outro lado, este problema é muito comum nos dias de hoje, uma vez que cada vez mais adolescentes têm relações sexuais numa idade precoce e é impossível evitar que os jovens se tornem sexualmente activos no ensino básico ou secundário, pelo que precisam de adquirir informação clara e aberta que lhes dê a possibilidade de tomar decisões responsáveis.

O presente estudo servirá para conhecer o conhecimento que os adolescentes têm sobre os métodos contraceptivos e assim emitir algumas recomendações e realizá-las com a população estudada. Espera-se poder implementar estratégias de ensino para os alunos, reforçando os conhecimentos que foram classificados com baixas percentagens.

Da mesma forma, o estudo visa beneficiar os estudantes e os professores de enfermagem, uma vez que, ao conhecerem os resultados, poderão avaliar os pontos fortes e fracos, melhorar em termos das dimensões com percentagens mais baixas e implementar acções que os favoreçam.

A presente investigação será uma forma de avaliação dos estudantes do campus, determinando os objectivos propostos e verificando assim a hipótese ou hipóteses avançadas. Para além disso, continuar a realizar estudos na população ajudará a fazer um acompanhamento e a verificar se há ou não progressos nas estratégias implementadas.

Questão de investigação

Com base na problemática acima apresentada, foram consultadas várias fontes de pesquisa: livros, revistas impressas e electrónicas, bases de dados, artigos científicos, registos mundiais, nacionais e estaduais, pelo que foi colocada a seguinte questão de investigação:

Qual é o conhecimento dos métodos contraceptivos entre os adolescentes de Telebachillerato El Nigromante, Veracruz?

Objectivos

Geral

Determinar o nível de conhecimento dos métodos contraceptivos entre os adolescentes do Telebachillerato El Nigromante, Veracruz.

Específico

Caracterizar os dados sócio-demográficos da população.

Avaliar a compreensão dos alunos sobre os métodos contraceptivos.

Identificar os métodos contraceptivos mais frequentemente seleccionados e utilizados na população em estudo.

Classificar o conhecimento e a importância dos métodos contraceptivos entre os adolescentes do Telebachillerato.

Hipótese

ʜɪ. O nível de conhecimento de métodos contraceptivos entre os adolescentes do Telebachillerato El Nigromante, Veracruz, é baixo porque as características sociodemográficas estão envolvidas.

ʜ0: O nível de conhecimento dos métodos contraceptivos entre os adolescentes do Telebachillerato El Nigromante, Veracruz, é elevado porque as características sociodemográficas não desempenham qualquer papel.

Variáveis

Independente

Adolescentes do Telebachillerato El Nigromante, Veracruz.

Dependentes

Conhecimento dos métodos contraceptivos.

Operacionalização das variáveis

Variável	Definição	Indicadores	Instrumento
Adolescentes do Telebachillerato El Nigromante, Veracruz	Pessoas que concluíram o ensino básico e estão inscritas numa escola de Telebachillerato pertencente a uma comunidade rural, com características sociodemográficas indistintas, a fim de obterem o certificado de ensino secundário superior.	• Idade • Estado civil • Religião • Sexo • Semestre em curso • Número de irmãos • Lugar entre irmãos • Têm uma bolsa de estudo • Média	- Cartão de identificação de dados 9 itens

Conhecimento dos métodos contraceptivos	Informações recolhidas através da experiência ou adquiridas formalmente, nos centros de saúde, na escola ou junto dos profissionais de saúde, sobre os métodos contraceptivos, incluindo a utilização, a frequência, as recomendações e os riscos de negligência.	- Conceito - Importância - Tipo e frequência	- Nível de conhecimento dos métodos contracetivos (Aranda, Hualopa, Vicentr & Millones, 2017). 21 itens

Capítulo II

Base de referência

Dr. Fernández Blanca Flor
ME. González Angulo Pedro
Dr. Enriquez Hernandez Claudia Beatriz ESS.
Cuervo Pablo Gabriela Berenice Dr. Méndez Cordero Ernestina LE. López Posadas Jesús Radai **Quadro de referência**

Em primeiro lugar, a origem do conhecimento do ponto de vista filosófico começa com Sócrates, filósofo grego considerado um dos maiores, professor de Platão, que teve Aristóteles como discípulo; os três são representantes da filosofia grega. Platão (427 a.C-347 a.C), por sua vez, afirma que "o conhecimento é a posse inerente da verdade, uma compreensão da realidade sem a ter apreendido através da experiência sensorial", prova disso é a noção de "verdade", a divisão entre "doxa" (opinião) e "episteme" (ciência).

Por outro lado, Aristóteles (384 a.C.-322 a.C.) refere que "o conhecimento é obtido através dos sentidos, ou seja, através da experiência e do contacto com a natureza". A filosofia, a religião e a ciência eram antagónicas.

Santo Agostinho dizia que não se pode ser cristão e filósofo ao mesmo tempo "porque é vã a pretensão da mente em chegar à verdade, dizendo: só se chega à verdade pela revelação através da fé", afirmava que o tempo e o universo surgiram ao mesmo tempo. Na Idade Média, o nascimento de qualquer tipo de conhecimento fora dos dogmas religiosos não era aceite, facto que explica a forma como a ciência foi catapultada.

Depois disso, na era moderna houve mudanças e inovações, o conhecimento científico representou um pilar fundamental dentro da revolução, pois inspirou o progresso e a utilização do método científico, que incentivou o desenvolvimento, surgindo novas ideias na maioria das áreas. O positivismo, a união de todas as ciências, faz com que haja hierarquia, como mencionado por Auguste Compte (1788-1857). Outra personalidade importante foi Pierre Duhem (1861-1916), que descreve o conhecimento como falível e com a obrigação de verificar se é verdadeiro ou falso.

Atualmente, existem múltiplos pontos relacionados com o conhecimento, definindo-o como um processo desenvolvido pelo homem para aprender sobre o seu mundo e para se realizar como indivíduo. Na procura do conhecimento houve um longo caminho a percorrer, desde as ideias platónicas até ao raciocínio, de forma a compreender os processos que os rodeiam, a encontrar uma resposta para cada coisa ou facto que surge (Semilla, 2011; Marcos, 1998; Hoffe, 2003).

Ao mesmo tempo, os Descritores em Ciências da Saúde (DeCS, 2018), referem que o conhecimento é um corpo de verdades ou factos acumulados ao longo do tempo, a soma das informações recolhidas, o seu volume e natureza, em qualquer civilização, período ou país.

O termo conhecimento é utilizado no sentido de facto, informação e conceito; mas também como compreensão e análise; a espécie humana progride na medida em que acumula experiências de outras gerações e consegue sistematizá-las (Casaya, 2017).

No entanto, existem diferentes tipos, em relação ao conhecimento empírico ou vulgar, pela observação o homem situa-se na realidade, em conjunto com o saber é-lhe concedida curiosidade e experimenta com os seus sentidos, este aprendido com o quotidiano, é chamado empírico, pois deriva da experiência e qualquer ser humano o possui.

Por outro lado, o conhecimento científico é quando o homem procura um avanço para compreender as circunstâncias que explora e obtê-las. A investigação é utilizada e o seu objetivo é explicar cada coisa ou facto que acontece à sua volta para determinar as leis ou princípios que regem o seu mundo.

Quando se fala do conhecimento que existe no México em relação ao uso de métodos contraceptivos, em primeiro lugar, a população jovem feminina entre os 15 e os 24 anos, 97,4% expressou conhecer pelo menos um método de planeamento familiar em 2009, esta proporção aumentou em relação a 1987, quando era de 91,5%.

Por outro lado, a fecundidade adolescente continua a não ser planeada e há um aumento das doenças sexualmente transmissíveis, sendo que a população jovem, apesar de ter conhecimentos, não consegue aceitar a utilização de um método contracetivo nas relações sexuais. Apesar de saberem da existência de métodos de planeamento familiar, há que questionar se os adolescentes têm acesso aos mesmos e, uma vez tendo, se sabem utilizá-los corretamente.

Ainda assim, existe uma população socialmente desfavorecida, sendo este fenómeno marcado por factores como o menor nível de escolaridade, com 61,9% dos jovens sem escolaridade contra 99,1% que têm o ensino secundário e superior. Adolescentes e jovens rurais com 92,0% a 98,9%. Por último, as mulheres entre os 15 e os 24 anos que falam uma língua indígena com 79,7% contra 98,3% de jovens que não falam a sua língua materna. Os métodos contracetivos mais populares são os modernos em comparação com os métodos tradicionais, tanto nas zonas rurais como urbanas, enquanto as mulheres que vivem nas zonas rurais têm baixos níveis de conhecimento sobre preservativos, DIU e pílulas (CONAPO, 2014, CONAPO 2016).

Da mesma forma, a informação contida no artigo de Sánchez, Dávila e Ponce (2015), mostrou que os adolescentes tinham recebido conhecimentos sobre a utilidade dos métodos contracetivos, sendo os professores (37,5%) a principal fonte, seguida do pessoal de saúde (31,7%), dos pais (21,7%), dos meios de comunicação social (5,8%) e, finalmente, dos amigos (3,3%).

Os métodos contraceptivos têm a sua história ao longo dos tempos e foram modificados até aos dias de hoje. Os elementos históricos serão retomados para descobrir que tipos de MAC (Métodos Contraceptivos) foram utilizados para evitar a conceção e quantos deles ainda são utilizados atualmente.

Ao recuarmos na história, podemos referir que o controlo da fertilidade tem sido uma das principais preocupações das pessoas desde a antiguidade e que estas desenvolveram diferentes formas de evitar a conceção, por exemplo, duchas higiénicas, amuletos, barreiras, coito interrompido, utilização de frutos ácidos ou combinações de diferentes ervas, todos estes tipos de métodos foram utilizados para evitar uma gravidez indesejada.

A história da contraceção começou a ser escrita há 6 milhões de anos, surgindo no preciso momento em que a fêmea hominídea decidiu tornar o seu desejo sexual independente do seu ciclo menstrual, estabelecendo uma enorme diferença em relação ao resto das espécies animais que existiam na Terra (Martos, 2009).

Foi relatado que as tribos nómadas já utilizavam algumas formas de contraceção natural para evitar a gravidez, e foi relatado que em múmias descobertas no antigo Egipto, algumas tinham pequenas pedras arredondadas, pedaços de marfim ou ossos inseridos no útero (Sanyo & Molina, 2005).

Por outro lado, é essencial mencionar o Papiro Ebers, o mais antigo livro de tratados médicos escrito no antigo Egipto, que descreve um tampão de goma-arábica e tâmaras que servia como espermaticida em 1550 a.C. Do mesmo modo, a ducha vaginal com mel e bicarbonato de sódio para prevenir a gravidez foi documentada no período de 1550-1850 a.C. (Lopez, 2003).

Em 2000 a.C., estava documentada a utilização de um pequeno cone feito de sementes de romã e cera. Este método foi inventado pelos egípcios para evitar a ovulação e é reconhecido como o primeiro contracetivo natural de estrogénio, mas havia práticas mais nocivas e sem fundamento em todo o mundo, por exemplo, na China as mulheres tomavam mercúrio para evitar a gravidez.

Por volta de 70 a.C., havia um médico chamado Soranos Ephesus que foi o mais importante ginecologista da antiguidade e um dos primeiros a emitir recomendações com o objetivo de prevenir a gravidez, ele dizia que quando o homem estava prestes a ejacular, a mulher devia suster a respiração, depois levantar-se, agachar-se, tentar espirrar e beber algo frio. Outro estranho costume existia no século VIII, os persas acreditavam que espirrar e dar os sete saltos mágicos para trás após a relação sexual deslocaria o sémen da vagina.

Dez séculos mais tarde, na França do século XVIII, todos os bons hotéis tinham uma ducha pós-coito disponível para os seus hóspedes, na crença de que a ducha vaginal era um bom método contracetivo, mas ainda hoje, no século XXI, estas crenças continuam a existir (Ayala & Pereira, 2014).

Na Grécia e em Roma, as pessoas usavam bexigas e intestinos de animais como preservativos para impedir a passagem do sémen para a cavidade uterina, evitando assim a propagação de doenças venéreas. O aleitamento materno também era conhecido por ter algum grau de eficácia como contracetivo natural secundário (Sanyo & Molina, 2005).

Martos (2009), menciona o coito interrompido como um dos métodos contraceptivos mais utilizados para evitar a gravidez, pois não necessitava de poções ou lavagens, apenas exigia que o homem se retirasse da vagina antes de ejacular e assim cumpria o objetivo, e hoje em dia a sua prática ainda é muito popular.

Mais tarde, no   século XIX,   as duchas vaginais apareceram   como uma método contracetivo, um processo que consistia em lavar a mulher   na   vagina, com sabão , após as relações sexuais, limão ou vinagre, ou mesmo uma combinação dos três materiais.

No século XX, estudos científicos demonstraram que as hormonas controlam o ciclo menstrual nas mulheres e que a sua produção envolve o cérebro e os ovários. Lopez (2003) refere que, na década de 1920, um laboratório alemão investigou estes produtos glandulares sexuais e produziu a primeira preparação cíclica e, anos mais tarde, investigadores americanos descobriram que o estrogénio inibe o processo de ovulação.

Na década de 60, foi aprovada a primeira pílula contraceptiva, dando um grande passo em frente na sexualidade feminina. Simultaneamente, começaram a ser fabricados preservativos com látex, demonstrando que, quando utilizados de forma correcta e sistemática, são eficazes contra a gravidez e seguros para quase todas as pessoas, com exceção das pessoas alérgicas ao material utilizado, embora sejam poucos os indivíduos que apresentam esta reação (López, 2003).

O preservativo masculino demonstrou ser o único método contracetivo que protege contra a transmissão de quase todas as Doenças Sexualmente Transmissíveis (DST) e inclui um elevado grau de proteção contra o Vírus da Imunodeficiência Humana (VIH). No entanto, a transmissão de DST continua a ser possível se existirem lesões genitais fora da área coberta pelo látex (Sanyo & Molina, 2005).

Em 1967, Zipper concebeu o conhecido "T" com cobre, um dispositivo de plástico em forma de T com uma espiral de cobre enrolada no seu braço vertical. Mas foi só em 1970 que Scomegna demonstrou que, adicionando esteróides e especificamente progesterona ao ramo horizontal do T, se conseguia um efeito contracetivo, nomeadamente reduzindo as perdas menstruais e a dismenorreia.

No mesmo ano, começou a ser fabricado o Dispositivo Intrauterino (DIU), medicado ou bioativo com iões de cobre, prata ou hormonas, aumentando a eficácia contraceptiva e reduzindo os efeitos secundários (Sanyo & Molina, 2005). Quanto aos métodos definitivos, a obstrução tubária bilateral (OTC) ou salpingoclasia e a vasectomia, tiveram início em 1880, quando Lungren realizou a primeira esterilização cirúrgica numa mulher.

Desde então, foram descritas mais de 100 técnicas diferentes para a esterilização definitiva das mulheres. A vasectomia começou em 1930 com Sharp, mas foi em 1963 que Poffenberger publicou excelentes resultados sobre este processo (Sanyo & Molina, 2005).

Ao abordar esta perspetiva a partir de uma perspetiva nacional, é essencial mencionar que os métodos contraceptivos são definidos pela Norma Oficial Mexicana de Serviços de Planeamento Familiar (DOF, 1993) como aqueles utilizados para regular a capacidade reprodutiva de um indivíduo ou de um casal, a fim de evitar gravidezes indesejadas. Dependendo da possibilidade de recuperar a fertilidade, são classificados como temporários e permanentes.

Os contraceptivos temporários incluem os seguintes: Os contraceptivos hormonais orais, que se dividem em dois grupos: estrogénio/progestina combinados e apenas progestina. Os contraceptivos hormonais injectáveis, que são métodos temporários de longa duração e se dividem em dois grupos: estrogénio/progestina combinados e apenas progestina.

Agentes hormonais subdérmicos, métodos temporários de ação prolongada, que são inseridos subdermicamente e consistem num sistema de libertação contínua e gradual de um progestagénio sintético e não contêm estrogénio.

Os dispositivos intra-uterinos são dispositivos que são colocados no interior da cavidade uterina para fins contraceptivos hormonais; existem também dispositivos de barreira e espermicidas, que se caracterizam por impedir a conceção de forma mecânica ou química e a sua utilização é temporária.

Por outro lado, os métodos de abstinência natural ou periódica, que são utilizados para controlar a capacidade reprodutiva, baseiam-se no conhecimento dos acontecimentos fisiológicos que ocorrem durante um ciclo menstrual normal.

Entre os métodos contraceptivos permanentes, contam-se os seguintes: a oclusão bilateral das trompas, um método contracetivo permanente na mulher, que consiste na obstrução de ambas as trompas uterinas para impedir a fecundação. A vasectomia, um método contracetivo permanente no homem, que consiste na oclusão bilateral dos canais deferentes para impedir a passagem dos espermatozóides.

O Instituto Mexicano de Segurança Social (IMSS, 2015) define os métodos contraceptivos como um procedimento realizado para evitar a fecundação ou a conceção durante a relação sexual. O objetivo fundamental da contraceção é evitar uma gravidez indesejada, impedindo que os espermatozóides entrem em contacto com o óvulo e que ocorra a fecundação.

Em relação aos aspectos legais no México, é essencial citar a Constituição Política dos Estados Unidos Mexicanos de 1917, o artigo 4° estabelece no primeiro, segundo e quarto parágrafos que os homens e as mulheres são iguais perante a lei, bem como protegidos no que diz respeito à organização e desenvolvimento da família. Também estabelece que todos têm o direito de decidir livremente, de forma responsável e informada sobre o número de filhos e o espaçamento entre eles. Além disso, todas as pessoas têm direito à proteção da saúde.

A lei definirá as bases e as modalidades de acesso aos serviços de saúde e estabelecerá a competência da Federação e dos entes federativos em matéria de saúde geral (DOF, 2018).

Por outro lado, a Lei Geral da População, no artigo 3.º, menciona no segundo parágrafo que o Ministério do Interior ditará e executará ou, conforme o caso, promoverá perante os órgãos ou entidades competentes correspondentes, as medidas necessárias para: realizar programas de planeamento familiar através de serviços educativos e de saúde pública disponíveis para o sector público, supervisionar que estes programas e os realizados por organizações privadas sejam realizados com absoluto respeito pelos direitos humanos fundamentais e preservar a dignidade das famílias (DOF, 2018).

Da mesma forma, a Lei Geral de Saúde, no Título III "Prestação de Serviços de Saúde", Capítulo V "Serviços de Planeamento Familiar", inclui os seguintes artigos: 67 O planeamento familiar é uma prioridade, e as suas actividades devem incluir informação e orientação educacional para adolescentes e jovens (Ministério da Saúde, 2005).

Da mesma forma, para reduzir o risco reprodutivo, as mulheres e os homens devem ser informados sobre os inconvenientes da gravidez antes dos 20 anos ou depois dos 35 anos, bem como sobre a conveniência de espaçar as gravidezes e reduzir o seu número; tudo isto, através de uma informação contraceptiva correcta, que deve ser oportuna, eficaz e completa para o casal.

O artigo 68.º estabelece que os serviços de planeamento familiar incluem: a promoção do desenvolvimento de programas de comunicação educativa sobre serviços de planeamento familiar e educação sexual, com base nos conteúdos e estratégias estabelecidos pelo Conselho Nacional de População; o atendimento e acompanhamento dos aceitantes e utilizadores dos serviços de planeamento familiar.

Aconselhamento para a prestação de serviços de planeamento familiar pelos sectores público, social e privado, bem como a supervisão e avaliação da sua execução, de acordo com as políticas estabelecidas pelo Conselho Nacional da População. Apoio e promoção da investigação sobre contraceção, infertilidade humana, planeamento familiar e biologia da reprodução humana.

Participação no estabelecimento de mecanismos adequados para a identificação, elaboração, aquisição, armazenamento e distribuição de medicamentos e outros insumos para os serviços de planeamento familiar, recolha, sistematização e atualização da informação necessária à adequada monitorização das actividades desenvolvidas (Ministério da Saúde, 2014).

De igual modo, a Lei de Proteção dos Direitos da Criança e do Adolescente, no Título II, "Dos Direitos da Criança e do Adolescente", Capítulo V "Do direito à proteção da integridade e da liberdade, bem como contra os maus tratos e o abuso sexual", retoma o artigo 21º no seu primeiro parágrafo: "a criança e o adolescente têm direito a ser protegidos contra actos ou omissões que possam afetar a sua saúde física ou mental, o seu desenvolvimento normal ou o seu direito à educação, nos termos estabelecidos no artigo 3º da Constituição".

Da mesma forma, do Capítulo Oitavo "Do Direito à Saúde", o Artigo 28, incisos B, G e H são retomados, pois estão de acordo com o que foi proposto nesta pesquisa: Artigo 28. A União, o Distrito Federal, os Estados e os Municípios, no âmbito de suas respectivas competências, articular-se-ão para:

B. Assegurar cuidados médicos e sanitários para a prevenção, tratamento e reabilitação da sua saúde. G. Prestar especial atenção às doenças endémicas e epidémicas, às doenças sexualmente transmissíveis e ao VIH/SIDA, promovendo programas de prevenção e informação sobre as mesmas. H. Estabelecer medidas de prevenção da gravidez precoce (DOF, 2000).

Por outro lado, a Norma Oficial Mexicana, NOM 005-SSA2-1993, sobre Serviços de Planeamento Familiar, nas suas disposições gerais, estabelece que o objetivo desta legislação se baseia no facto de os serviços de informação, orientação, aconselhamento, seleção, prescrição e aplicação de contraceptivos, identificação e tratamento de casos de esterilidade e infertilidade, bem como a prevenção das DST e os cuidados materno-infantis, constituem um conjunto de acções cuja finalidade é contribuir para a obtenção de um estado de completo bem-estar físico, mental e social e não apenas a ausência de doença durante o processo reprodutivo e o exercício da sexualidade, bem como para o bem-estar da população (DOF, 1993).

No que diz respeito ao quadro epidemiológico global: de acordo com Trends in Contraceptive Use Worldwide, nas últimas cinco décadas, a utilização de contraceptivos aumentou acentuadamente, de modo que, em 2015, quase duas em cada três mulheres casadas ou em união de facto a nível mundial utilizavam alguma forma de proteção contra a gravidez. O crescimento da utilização de contraceptivos foi particularmente rápido na Ásia, na América Latina e nas Caraíbas, ao passo que aumentou a um ritmo muito mais lento em várias regiões da África Subsariana.

Em termos percentuais, a nível regional, a proporção de mulheres com idades compreendidas entre os 15 e os 49 anos que utilizam qualquer método de contraceção aumentou minimamente ou estabilizou entre 2008 e 2015. Em África, aumentou de 23,6% para 28,5%; na Ásia, a utilização de contraceptivos modernos aumentou ligeiramente de 60,9% para 61,8%; e na América Latina e nas Caraíbas, a percentagem manteve-se em 66,7%.

A utilização de métodos contraceptivos masculinos representa uma proporção relativamente pequena das taxas de prevalência acima referidas, limitando-se aos preservativos e à esterilização (vasectomia). Nos países em desenvolvimento, estima-se que 214 milhões de mulheres em idade reprodutiva queiram adiar ou parar de ter filhos, mas não utilizam qualquer método contracetivo moderno (OMS, 2015). As principais razões residem na escolha limitada de métodos; no acesso limitado à contraceção, em particular por parte dos jovens, dos segmentos mais pobres da população ou das pessoas solteiras; no receio de efeitos secundários, por vezes já experimentados anteriormente; na oposição por razões culturais ou religiosas; na má qualidade dos serviços; nos erros no início da utilização; e nos prestadores de serviços com preconceitos de género (OMS, 2018).

A necessidade de contraceção não satisfeita continua a ser elevada. Esta desigualdade é provocada por uma população em crescimento e por uma escassez de serviços de planeamento familiar. Em África, 24,2% das mulheres em idade reprodutiva têm uma necessidade não satisfeita de contraceção moderna. Nas regiões da Ásia, da América Latina e das Caraíbas, onde a prevalência de contraceptivos é relativamente elevada, a necessidade não satisfeita representa 10,2% e 10,7%, respetivamente (Departamento de Assuntos Económicos e Sociais das Nações Unidas, 2015).

De acordo com a Pesquisa Nacional de Dinâmica Demográfica (ENADID), 62,3% das jovens de 15 a 29 anos já iniciaram a vida sexual; destas, uma em cada duas (49,9%) não utilizou nenhum método contracetivo na primeira relação sexual. Diferenciando por faixa etária, para as adolescentes de 15-19 anos, uma em cada três (29,2%) já iniciou a vida sexual e destas, 44,9% afirmaram não ter utilizado nenhum método contracetivo durante a primeira relação (INEGI, 2015, CONAPO, 2014). Por outro lado, 72,4% das jovens de 20 a 24 anos e 90,1% das de 25 a 29 anos já iniciaram a vida sexual e a percentagem das que não usaram nenhum método na primeira relação aumenta em relação às adolescentes para 45,8%.

No que diz respeito à utilização de métodos contraceptivos, uma em cada duas (50,1%) das mulheres com idades compreendidas entre os 15 e os 29 anos são utilizadoras actuais e 16,2% são antigas utilizadoras; destas, 73,0% são casadas, 20,5% nunca foram casadas e 6,5% são antigas utilizadoras.

Em contrapartida, a maior parte das jovens que não são utilizadoras actuais tem um estado civil não unido; 7,8% nunca estiveram em união de facto e 4,1% estiveram anteriormente em união de facto. No total, 22,1% das jovens solteiras com idades compreendidas entre os 15 e os 29 anos não usam contraceptivos; as razões incluem 38,6% não precisam ou estão grávidas, 21,0% não usam porque querem engravidar e 11,1% têm ou tiveram efeitos secundários.

É de salientar que, por estado, a maior proporção de mulheres em idade fértil que utilizam métodos contraceptivos se encontra em: Chihuahua (59,3 por cento), Baja California Sur (58,1 por cento), Nayarit (57,7 por cento), Colima (56,7 por cento) e Baja California (56,2 por cento). Entretanto, Chiapas (40,4 por cento), Oaxaca (42,8 por cento), Michoacán de Ocampo (46,2 por cento), Guanajuato (47,3 por cento) e Guerrero (47,8 por cento) são as cidades com as percentagens mais baixas na utilização de métodos preventivos da gravidez ou das DST (INEGI, 2015).

Neste sentido, o método mais utilizado pelas mulheres em idade fértil que são atualmente utilizadoras é a oclusão tubária bilateral (OTC), utilizada por 48,6%, seguida dos métodos não hormonais ou de barreira com 30,4%, 13,5% utilizam métodos hormonais, 4,8% métodos tradicionais e 2,7% vasectomia. É de salientar que 78,2% das mulheres com idades entre os 45 e os 49 anos que utilizam métodos contraceptivos referem utilizar OTC, enquanto 66,9% das jovens com idades entre os 15 e os 19 anos referem utilizar métodos não hormonais.

Isto mostra que há uma percentagem significativa de jovens que não usam um método contracetivo, apesar do seu desejo expresso de limitar ou espaçar a sua descendência. De acordo com o Conselho Nacional de População (CONAPO, 2014), a necessidade não atendida de contraceção entre as mulheres em idade fértil na união era de 4,9%. Esta percentagem é mais elevada para as mulheres jovens, 13,5% das adolescentes estão nesta situação, enquanto para as jovens com idades entre os 20-24 e os 25-29 anos a necessidade não satisfeita é de 9,8% e 6,6%, respetivamente (INEGI, 2016).

É de notar que a maioria dos dados obtidos sobre a utilização de métodos contraceptivos prefere abordá-los como contraceção e centrar-se nas mulheres, deixando de lado os homens, pelo que se pode inferir que os homens não estão interessados na utilização do preservativo masculino, que é o único método que os homens podem utilizar, deixando uma enorme lacuna no conhecimento estatístico.

Relativamente à situação do Estado, dada a importância do planeamento familiar no declínio da fecundidade, o Inquérito Nacional à Dinâmica Demográfica obteve informação sobre o conhecimento e a utilização de métodos contraceptivos entre as mulheres dos 15 aos 54 anos.

O uso de métodos contraceptivos no Estado de Veracruz é baixo em comparação com o nível nacional, 59,9% da população feminina casada ou solteira é usuária de algum método, enquanto no país como um todo a proporção chega a 63,1%.

O método mais utilizado pelas mulheres em sua primeira relação sexual é o preservativo, e as adolescentes são as que mais o utilizam (90,3%). No entanto, a resposta com maior porcentagem para não usar um método em Veracruz é que eles não os conheciam (39,7%) em comparação com o resto do país (28,6%) (INEGI, 2016).

A nível nacional, os métodos mais conhecidos pela população feminina em idade reprodutiva são as pílulas (91,8%), a cirurgia feminina (86,7%) e o dispositivo intrauterino (85,8%). No estado de Veracruz, em cada 100 mulheres com idades entre os 15 e os 49 anos, 90 conhecem as pílulas, 88 a cirurgia feminina, 87 o DIU, 83 as injecções e 75 os preservativos.

Em 2014, a população adolescente apresentou um aumento no uso de métodos contraceptivos com 62,7% em relação a 2009 que era de apenas 43,6%. Por outro lado, a participação masculina na prevalência de contraceptivos aumentou de 13,1% em 2009 para 15,6% em 2014. Apesar deste valor ter aumentado, os valores não ultrapassam os valores nacionais de 17,8% e 18,0%, respetivamente. No entanto, apesar do aumento da prevalência contracetiva, é de salientar que são precisamente os jovens que têm uma necessidade não satisfeita com 11,6%, razão pela qual se deve trabalhar para garantir o acesso e a oferta de métodos contracetivos (INEGI, 2015).

Quanto à classificação dos contraceptivos orais hormonais, existem dois componentes que lhe dão origem, os estrogénios e a progestina, obtendo três apresentações diferentes:

Os que contêm doses constantes de estrogénio e progestina em cada comprimido ou pastilha. Apresentam-se em caixas de 21 medicamentos, algumas incluem sete comprimidos adicionais, que não contêm hormonas, apenas ferro ou lactose, resultando em ciclos de 28 comprimidos para administração ininterrupta. As que contêm doses variáveis de estrogénio e progestina, que são administradas no ciclo de 21 dias, são chamadas trifásicas, porque incluem três quantidades diferentes de hormonas sintéticas (DOF, 1993).

Estas embalagens de 21 dias contêm 15 comprimidos com estrogénio isolado, seguidos de seis com doses fixas de estrogénio isolado, mais algum progestagénio sintético, e são denominadas sequenciais e não devem ser recomendadas para utilização como método contracetivo.

Em função do modo de administração, os contraceptivos hormonais orais combinados, no primeiro ciclo de tratamento, devem ser iniciados de preferência nos primeiros cinco dias do ciclo menstrual ou, excecionalmente, no sexto ou sétimo dia. Neste último caso, um método de barreira deve ser utilizado simultaneamente durante os primeiros sete dias de administração do método (DOF, 1993).

Na apresentação de 21 doses, toma-se um comprimido por dia durante 21 dias consecutivos, seguidos de sete dias de pausa, sem medicação. Os ciclos subsequentes iniciam-se no final do intervalo de segurança do ciclo anterior, independentemente da data de ocorrência da hemorragia menstrual.

Na apresentação de 28 comprimidos, toma-se um comprimido por dia durante 21 dias consecutivos, seguidos de sete dias em que se toma um dos comprimidos contendo ferro ou lactose. Os ciclos seguintes iniciam-se no final do ciclo anterior, independentemente do momento em que ocorre a hemorragia menstrual. Este método deve ser interrompido no final da menstruação, duas semanas antes de uma grande cirurgia electiva ou durante a imobilização prolongada de um membro, e reiniciado nos primeiros cinco dias do ciclo menstrual, pois pode provocar perturbações mensais (DOF, 1993).

A eficácia contraceptiva deste método em condições normais de utilização é de 99%; no entanto, a eficácia pode ser reduzida até 92% em caso de utilização incorrecta. Algumas mulheres podem sentir dores de cabeça, náuseas, vómitos, tonturas, mastalgia, cloasma e/ou manchas intermenstruais.

As pílulas só de progestagénio, por outro lado, estão disponíveis em caixas com 35 comprimidos ou pastilhas e devem ser iniciadas de preferência no primeiro dia do ciclo menstrual. Se forem iniciadas após o primeiro dia e antes do sexto dia, é necessário complementar com um método de barreira durante os primeiros sete dias. Toma-se um comprimido por dia, sem interrupção, mesmo durante a menstruação.

Devido à duração mais curta da sua eficácia contraceptiva, é necessário tomar o comprimido à mesma hora. No pós-parto ou pós-cesariana, quando a mulher está a amamentar, deve ser iniciado após a sexta semana, caso contrário, após a terceira semana.

Após a cessação completa da amamentação, pode ser recomendada a mudança para outro método de contraceção.

Em condições normais de utilização, este método proporciona uma proteção contraceptiva de 90 a 97%. No entanto, a proteção está limitada ao dia em que o comprimido ou a pastilha é ingerido; se falhar um ou mais, o método é ineficaz. Algumas mulheres podem apresentar irregularidades menstruais (hemorragia, spotting prolongado ou amenorreia), dores de cabeça e/ou mastalgia (DOF, 1993).

Chegou o momento de abordar as hormonas injectáveis, combinadas de estrogénio e progestina. Existem quatro tipos: cipionato de estradiol 5 mg + acetato de medroxiprogesterona 25 mg em 0,5 ml de suspensão aquosa macrocristalina. Valerianato de estradiol 5 mg + enantato de norestisterona 50 mg em 1 ml de solução oleosa. Enantato de estradiol 5 mg + acetofenida de di-hidroxiprogesterona 75 mg em 1 ml de suspensão aquosa. Enantato de estradiol 10 mg + acetofenida de di-hidroxiprogesterona 150 mg em 1 ml de suspensão aquosa.

É administrado por via intramuscular profunda na região glútea. A aplicação inicial deve ser efectuada nos primeiros cinco dias após o início da menstruação. No entanto, pode ser iniciada em qualquer altura, se houver uma certeza razoável de que a utilizadora não está grávida.

Se o método for iniciado após o quinto dia do ciclo menstrual, deve ser utilizado um método de barreira em simultâneo durante os primeiros sete dias após a injeção. As aplicações subsequentes devem ser efectuadas a cada 30 ± 3 dias, independentemente do momento em que ocorre a hemorragia menstrual.

Utilizadoras de contraceptivos e injectáveis que contêm apenas progestina podem mudar para a hormona combinada injetável, recebendo a primeira aplicação no dia previsto para a aplicação.A partir daí, será administrada a cada 30 ± 3 dias, independentemente da ocorrência de hemorragia menstrual (DOF, 1993).
Estes contraceptivos devem ser interrompidos 45 dias antes de uma grande cirurgia electiva ou durante a imobilização prolongada de um membro e reiniciados duas semanas mais tarde. Em condições normais de utilização, este método proporciona uma proteção superior a 99% e dura até 33 dias após a injeção. No entanto, uma administração 33 dias após a administração anterior não garante a proteção.

Alguns dos efeitos secundários da utilização deste método incluem irregularidades menstruais, dores de cabeça, náuseas, vómitos, tonturas, mastalgia e/ou aumento do peso corporal (DOF, 1993).

Para as hormonas injectáveis apenas com progestina, existem duas apresentações de hormonas injectáveis: Enantato de noretisterona (NET-EN), 200 mg, em Ampola contendo 1 ml de solução oleosa. Acetato de medroxiprogesterona (DMPA), 150 mg, em ampola contendo 3 ml de suspensão aquosa microcristalina. A forma de administração é intramuscular. A primeira aplicação deve ser efectuada em qualquer um dos primeiros sete dias após o início do ciclo menstrual.

As injecções subsequentes de DMPA devem ser administradas de três em três meses e as de NET-EN de dois em dois meses, independentemente da ocorrência de hemorragias. Em condições normais de utilização, este método proporciona uma proteção contraceptiva superior a 99% (DOF, 1993).

A duração da proteção contraceptiva conferida pelo NET-EN é de pelo menos 60 dias após a injeção, mas é geralmente mais longa, e a conferida pelo DMPA é de 90 dias imediatamente após a injeção, mas é geralmente mais longa. A utilização destes métodos pode provocar irregularidades menstruais, amenorreia, dores de cabeça, mastalgia e/ou aumento de peso (DOF, 1993).

As hormonas subdérmicas Norplant consistem em seis cápsulas de dimetilpolissiloxano, cada uma contendo 36 mg de levonorgestrel. Seis fármacos com dimensões individuais de 34 mm de comprimento por 2,4 mm de diâmetro de secção transversal, libertando em média 30 pg diários de levonorgestrel. A duração do efeito contracetivo é de cinco anos.

O Implanon é constituído por uma cápsula de acetato de etinilvinilo (EVA) que contém 68 mg de etonogestrel. Uma haste de 40 mm de comprimento por 2 mm de diâmetro transversal liberta uma média de 40 pg de etonogestrel por dia durante o primeiro ano, nos 12 meses seguintes esta libertação diminui para uma média de 30 pg por dia e no terceiro ano estima-se uma libertação média de 25 pg por dia. A duração do efeito contracetivo é de três anos.

O método de administração é por inserção sob a pele da parte interna do braço, seguindo as normas e técnicas cirúrgicas recomendadas pelos fabricantes. A inserção deve ocorrer preferencialmente nos primeiros sete dias do ciclo menstrual ou em qualquer outro dia, desde que se tenha certeza de que não há gravidez (DOF, 1993).

A remoção dos implantes deve ser efectuada meticulosamente e em datas definidas para facilitar o procedimento. É aconselhável localizar manualmente as cápsulas antes de iniciar o procedimento. As hastes podem fragmentar-se ou partir-se durante o processo. Se a localização anatómica do implante for incerta, pode recorrer-se à radiografia e/ou à ecografia. O mesmo procedimento é seguido para a inserção, após assepsia, antissepsia e anestesia.

A anestesia deve ser infiltrada exatamente por baixo dos implantes, na sua extremidade inferior. É efectuada uma pequena incisão, através da qual a(s) cápsula(s) é(são) retirada(s) uma a uma, começando pelas mais acessíveis. Se não for possível retirar todos os implantes, encaminhar o utente para uma unidade hospitalar para resolver o problema (DOF, 1993).

A eficácia contraceptiva em condições normais de utilização é superior a 99% durante o primeiro ano. Depois disso, diminui gradualmente. A duração da proteção é de três a cinco anos após a inserção, dependendo do tipo de implante.

Os efeitos secundários colaterais incluem hematomas na zona de aplicação, infeção local, dermatose, irregularidades menstruais (hemorragia, spotting prolongado ou amenorreia), dores de cabeça, mastalgia e/ou expulsão do implante (DOF, 1993).

Por outro lado, o dispositivo intrauterino (DIU) é constituído por um corpo de polietileno flexível, que contém um princípio ativo ou adjuvante que pode ser um filamento de cobre e/ou cobre-prata ou um depósito de progestina. O dispositivo é apresentado individualmente e é acompanhado por um dispositivo de inserção numa embalagem esterilizada. Possui também fios-guia para localização e remoção. O DIU pode ser inserido nos seguintes momentos: Período intergestacional: é preferencialmente inserido durante a menstruação, ou em qualquer dia deste ciclo, quando se tem razoável certeza de que não há gravidez (DOF, 1993). Pós-placenta: a colocação deve ser feita até 10 minutos após a saída da placenta. Esta técnica pode ser efectuada após o parto ou durante uma cesariana.

Pré-alta: após a resolução de qualquer evento obstétrico aquando da alta hospitalar, a colocação é efectuada antes de a paciente ser enviada para casa. Pós-aborto: imediatamente após curetagem ou aspiração a vácuo para aborto, em qualquer idade da gravidez. Pós-parto tardio: entre a quarta e a sexta semana pós-aborto, pós-parto e pós-cesariana.

Duração da proteção contraceptiva: variável, dependendo do ingrediente ativo ou do adjuvante que contêm. A duração da eficácia dos dispositivos do tipo T Cu 380A pode ir até dez anos e a dos Multiload 375 e 250 de três a cinco anos. O mesmo prazo aplica-se aos DIU que contêm um progestagénio. No final do período de eficácia do DIU, se a utilizadora ainda precisar deste método, deve substituí-lo por outro, imediatamente após a sua remoção (DOF, 1993).

Eficácia contraceptiva: Em condições normais de utilização, este método oferece uma proteção de 95-99%. O DIU é geralmente bem tolerado pela maioria das utilizadoras. Os efeitos secundários são raros, limitando-se geralmente aos primeiros meses após a inserção, e podem manifestar-se por dores pélvicas durante o período menstrual e por um aumento da quantidade e da duração das hemorragias (DOF, 1993).

Preservativos de barreira e espermicidas: preservativo masculino. Trata-se de um dispositivo feito de látex, fechado numa extremidade que contém um recipiente para armazenar o sémen ejaculado e aberto no lado oposto, que termina num rebordo ou borda; é aplicado no pénis ereto durante a relação sexual para impedir a passagem dos espermatozóides e dos microrganismos para a vagina. Alguns contêm igualmente substâncias espermicidas (nonoxinol-9).

Este é o único método que contribui para a prevenção de infecções sexualmente transmissíveis, incluindo o VIH/SIDA. As suas características físicas são: comprimento: 170 mm (pequeno), 180 mm (grande), largura: 49 mm (pequeno), 53 mm (grande), espessura: 0,05 a 0,08 mm.

Modo de usar: deve ser usado um preservativo novo para cada relação sexual e desde o início da relação sexual, cada preservativo deve ser usado apenas uma vez, deve ser verificada a data de fabrico, que não deve ser superior a cinco anos do seu fabrico ou da data de validade, é colocado na ponta do pénis, antes da penetração e quando ereto, pressionando a ponta do preservativo entre o polegar e o indicador, para evitar bolhas de ar e desenrolando o pénis na sua totalidade até à base.

Quando o homem não é circuncidado, deve retrair o prepúcio em direção à base do pénis antes de inserir o preservativo. Após a ejaculação, o pénis ainda ereto deve ser retirado da vagina, segurando o preservativo pela base para evitar que o sémen se espalhe ou fique retido na cavidade vaginal. O preservativo deve ser atado com um nó antes de ser eliminado para evitar o derrame de sémen.

Se necessário, só devem ser utilizados lubrificantes solúveis em água, nunca em óleo, para evitar a perda de eficácia do preservativo. Este método oferece uma proteção contraceptiva de 85 a 97% (DOF, 1993).

Preservativo feminino: é um invólucro transparente, macio e resistente, feito de poliuretano, com dois anéis de plástico, um em cada extremidade. O anel da extremidade fechada serve para facilitar a inserção e manter o preservativo preso ao colo do útero; o anel da extremidade aberta é mais largo e fica fora da vagina, cobrindo os órgãos genitais da mulher e a base do pénis. Alarga a gama de métodos contraceptivos disponíveis, sendo uma boa escolha para muitas mulheres e seus parceiros. Protege o pénis do contacto com a vagina, evita que o esperma entre no canal cervical e protege contra as infecções sexualmente transmissíveis, incluindo o VIH/SIDA.

Este método proporciona 79-98% de proteção contraceptiva com uma utilização correcta e frequente. A duração da proteção contraceptiva é limitada principalmente pelo período de tempo em que o método é utilizado corretamente (DOF, 1994).

O preservativo feminino, tal como o preservativo masculino, é descartável e a sua utilização limita-se a um único ato sexual. A utilização do preservativo não tem efeitos secundários, mas se estes surgirem, o aconselhamento deve ser reforçado e, se necessário, o método deve ser alterado.

Espermicidas: existem várias apresentações, algumas das quais são: cremes: o veículo é o ácido esteárico e derivados, ou glicerina. O espermicida é o nonoxinol-9, ou cloreto de benzalcónio. Ovos: O veículo é a manteiga de cacau, glicerina, estearina ou sabão. O espermicida é o cloreto de benzalcónio, o nonoxinol-9, o monoisoetilfenol polietilenoglicol, o éter de ácido polissulfúrico ou o éster de polissacárido. Espumas em aerossol: o veículo é o polietilenoglicol, o glicerol ou os hidrocarbonetos e o freon. O espermicida é o nonoxinol-9 ou o cloreto de benzalcónio.

Forma de administração: aplicado no interior da vagina, 5 a 20 minutos antes de cada coito, se passar mais de uma hora antes de ter outra relação sexual, deve ser aplicada uma segunda dose de creme ou espuma espermicida. Se se tratar de um comprimido ou supositório, deve ser introduzido o mais profundamente possível na vagina (DOF, 1993).

Em condições normais de utilização, este método proporciona uma proteção contraceptiva de 75-90% e a sua eficácia pode ser aumentada se for combinado com outros métodos de barreira. A duração da proteção contraceptiva depende do tipo de produto utilizado e é limitada a uma hora a partir do momento em que o espermicida é aplicado na vagina.

Métodos naturais ou de abstinência periódica: requerem forte motivação e participação do casal, bem como a capacidade da mulher de identificar as mudanças fisiológicas que ocorrem durante o mês, no muco cervical, na temperatura basal e outros sinais associados ao período de maior probabilidade de gravidez ou fertilidade (DOF, 1993).

Para que a prática destes métodos seja mais eficaz, os casais devem compreender que os homens são férteis a todo o momento, enquanto as mulheres são férteis apenas em determinados dias do mês. O método do calendário, do ritmo ou de Ogino-Knaus, como resultado da observação de um ano de ciclos menstruais, permite ao casal estimar o seu período fértil, determinado subtraindo 19 dias ao ciclo mais curto e 12 dias ao ciclo mais longo, durante o qual se deve evitar a relação sexual. Como poucas mulheres   têm ciclos menstruais regulares, as estimativas do período fértil são muitas vezes demasiado amplas e exigem uma abstinência prolongada (DOF, 1993). O método da temperatura baseia-se num único sinal, que é o aumento da temperatura corporal basal.
A mulher deve medir a sua temperatura de manhã, imediatamente após acordar e antes de se levantar ou realizar qualquer atividade, incluindo comer ou beber, e ao mesmo tempo depois de ter dormido durante pelo menos cinco horas seguidas.

A medição deve ser efectuada sempre no mesmo local do corpo (região axilar, boca, reto ou vagina), mas a via rectal é a mais precisa. A temperatura corporal deve ser registada graficamente, de modo a reconhecer se a ovulação ocorreu ou não. Esta alteração é discreta, com uma variação de 0,2 a 0,4 graus Celsius, e deve ser registada diariamente (DOF, 1993).

O muco cervical ou método Billings identifica os dias de fertilidade e de infertilidade através da auto-observação do muco cervical durante um ciclo menstrual. Para o praticar, a mulher deve ser capaz de distinguir entre secura, humidade e humidade aumentada a nível vaginal e vulvar, o que só pode ser conseguido através do auto-exame, do qual se obtém uma amostra de muco cervical e vaginal para verificar o seu aspeto e elasticidade.

Pensa-se que ocorrem alterações nas características do muco cervical durante o ciclo menstrual em resposta à produção de hormonas esteróides pelos ovários. A secreção de muco cervical no início do ciclo menstrual é escassa, com pouca ou nenhuma película e é descrita como pegajosa. A esta fase segue-se um aumento da concentração de estrogénios, que dá uma sensação de humidade e um muco cervical mais abundante e lubrificante, que se observa perto da ovulação e se caracteriza por uma maior humidade. O sintoma de pico, ou cúspide, é um muco elástico que, se for tomado entre dois dedos, se observa como sendo fibroso (ou seja, esticado ou alongado como a clara de ovo) (DOF, 1993).

A abstinência sexual deve começar no primeiro dia do ciclo menstrual, quando se observa um muco abundante e lubrificado, e continuar até ao quarto dia após a data do pico, quando ocorre o sintoma máximo ou a rarefação do muco cervical.

Para determinar com segurança as manifestações relacionadas com o ciclo menstrual, devem ser registadas as datas do início e do fim da menstruação, os dias de secura, de muco pegajoso ou turvo e de muco claro e elástico, de acordo com a simbologia convencional disponível para o método (DOF, 1993).

O último dia de secreção de muco, chamado dia de pico, é marcado com um X e só pode ser confirmado até ao dia seguinte, quando a secura regressa, o que determina o início da fase infértil do ciclo menstrual, a partir do quarto dia após o dia de pico.

Os três dias seguintes ao pico são marcados com 1, 2, 3; os últimos dias inférteis do ciclo menstrual vão do quarto dia após o dia do pico até ao fim do ciclo.

Quando se deseja prevenir a gravidez, o casal deve abster-se de relações sexuais: em todos os dias em que se observa o corrimento do muco cervical, até ao quarto dia após o dia de pico; nos dias de menstruação; e no dia seguinte a qualquer relação sexual, antes do dia de pico (DOF, 1993).

O método sintotérmico é assim chamado porque combina vários sintomas e sinais com a temperatura basal, as alterações do muco cervical e o cálculo numérico para determinar o período fértil da mulher. Podem estar associados a outras alterações, tais como dores abdominais associadas à ovulação, hemorragias intermenstruais, alterações da posição, consistência, humidade e dilatação do colo do útero, mastodinia, edema e alterações do humor. As alterações cíclicas do colo do útero ocorrem de forma mais uniforme.

Os utilizadores destes métodos podem ser formados por pessoal qualificado. É necessário um longo período de instrução inicial e de aconselhamento progressivo. A duração da proteção contraceptiva dos métodos naturais depende da sua prática consistente e correcta. Não foram registados quaisquer efeitos secundários atribuíveis a estes métodos. No entanto, quando há falta de cooperação entre os parceiros, isto pode levar ao fracasso do método e a stress emocional (DOF, 1993).

Métodos permanentes: A oclusão bilateral das trompas é um método de contraceção permanente que consiste na oclusão bilateral das trompas uterinas. Proporciona uma proteção contraceptiva superior a 99%. No entanto, a utilizadora deve ser informada da probabilidade de fracasso. O procedimento está indicado para mulheres em idade fértil, sexualmente activas, nulíparas, nulíparas ou multíparas, que desejem um método contracetivo permanente, nas seguintes condições: paridade satisfeita, risco reprodutivo elevado, atraso mental. Até à data, não são conhecidos efeitos secundários diretamente associados ao método. Ocasionalmente, podem ocorrer problemas associados à anestesia (bloqueio epidural ou anestesia geral) ou ao procedimento cirúrgico (hemorragia ou infeção), ao momento do procedimento, o processo pode ser realizado no intervalo inter-gestacional, pós-parto, trans-cesariana e pós-aborto

(DOF, 1993).

A vasectomia é um método contracetivo permanente para os homens que consiste na oclusão bilateral do canal deferente para impedir a passagem dos espermatozóides. Existem dois procedimentos: a técnica tradicional (com bisturi) e a técnica de Li Shungiang (sem bisturi).

Técnica tradicional com bisturi: procedimento cirúrgico em que o canal deferente é ligado, cortado ou bloqueado através de duas pequenas incisões no escroto. Técnica de Li sem bisturi: procedimento cirúrgico em que o canal deferente é ligado e cortado através de uma pequena punção na rafe escrotal.

Em ambas as técnicas, a electrofulguração pode ser utilizada para bloquear os canais deferentes. Este método proporciona uma proteção contraceptiva superior a 99%. Até à data, não são conhecidos efeitos secundários diretamente associados. Ocasionalmente, podem ocorrer problemas associados ao procedimento cirúrgico: equimose, infeção da ferida operatória, granuloma, hematoma (DOF, 1993).

Por outro lado, falando de adolescentes, é necessário salientar que a população estudada pertence a uma comunidade rural, razão pela qual, segundo a Organização Mundial de Saúde (OMS, 2016), o adolescente é o indivíduo que está a atravessar uma fase da vida humana em que: biologicamente, o ser humano progride desde o aparecimento inicial das características sexuais secundárias até à maturidade sexual. Psicologicamente, os processos mentais e os padrões de identificação do indivíduo evoluem dos de uma criança para os de um adulto, e socialmente há uma transição de um estado de total dependência socioeconómica para uma relativa independência.

Em relação às características socioeconómicas, o mais importante que acontece ao adolescente, do ponto de vista social, é a intensidade que adquire a relação com o seu grupo de pares. Este conjunto de pertenças, com linguagem, vestuário e adornos diferentes dos dos adultos, é fundamental para a afirmação da sua imagem e para a aquisição de segurança e/ou competências sociais necessárias para o futuro. Há também uma revisão crítica dos valores éticos e religiosos aprendidos na família ou na escola. Trata-se de uma revisão necessária, de modo a incorporar esses valores como próprios e não impostos por outros (DOF, 1993).

Os adolescentes têm um grande sentido de justiça; defendem-na tanto individualmente como em acções que afectam a humanidade. Aceitam um castigo se acharem que foi merecido; mas se acharem que foi injusto, são provocados à revolta e não pararão até que o erro anterior seja corrigido.

Neste caso, a imagem do adulto com autoridade perde o respeito e a credibilidade. O grupo familiar entra num conflito entre a rejeição e a dependência. O adolescente gostaria de ser mais independente, mas os laços familiares, sobretudo os afectivos, são muito importantes.

Não se cometa o erro de iniciar uma competição entre a família e o grupo de amigos.

Tanto a família como o grupo de amigos são fundamentais para o desenvolvimento dos adolescentes.

A família para um apoio emocional incondicional ao longo da vida e os amigos, como já foi referido, para a aquisição de competências sociais que lhes permitam integrar-se adequadamente no mundo exterior, sendo a família um sistema protetor que não fornece conhecimentos suficientes nesta área.

Por último, a discussão entre direitos e deveres reveste-se de uma importância significativa. À medida que crescem, adquirem obrigações e não se apercebem da aquisição de novos direitos, o que faz com que o crescimento seja muitas vezes vivido com pouco entusiasmo. Queixam-se de que os adultos são ambivalentes nas suas relações com elas, ilustrando este facto com a frase: tens idade suficiente para compreender isto, mas ainda és demasiado novo para fazer aquilo (Universidad de Chile, 2017).

De acordo com a Asociación Mexicana de Agencias de Investigación y Opinión Pública A.C. (AMAI, 2004), para a classificação do nível Foram definidas 13 variáveis estabelecidas pelo Comité de Níveis Socioeconómicos em agosto de 1998.
As variáveis são as seguintes: último ano de escolaridade do chefe do agregado familiar, número de lâmpadas no agregado familiar, número de quartos excluindo casas de banho, número de casas de banho com chuveiro no agregado familiar, propriedade de automóveis (própria ou não), aquecedor de água/caldeira, tipo de pavimento (apenas cimento ou outro material), aspirador, computador, forno de micro-ondas, máquina de lavar roupa, torradeira e videogravador.

Com estas 13 variáveis, foram atribuídos seis níveis socioeconómicos distintos, que correspondem à seguinte classificação: A/B: Classe Alta - É o segmento com o nível de vida mais elevado. O perfil do chefe de família desses domicílios é composto basicamente por indivíduos com bacharelado ou superior. Vivem em casas ou apartamentos de luxo com todas as comodidades.

C+: Classe média alta, este segmento inclui aqueles cujo rendimento e/ou estilo de vida está ligeiramente acima da classe média. O perfil do chefe de família destes agregados familiares é constituído por indivíduos com um nível de educação de bacharelato. Geralmente, vivem em casas ou apartamentos próprios, têm algum luxo e dispõem de todas as comodidades.

C: Classe média, este segmento contém o que é tipicamente referido como a classe média. O perfil do chefe de família destes agregados familiares é constituído por indivíduos que possuem maioritariamente o ensino secundário. Os agregados familiares pertencentes a esta classificação são casas ou apartamentos, próprios ou alugados, com algumas comodidades (AMAI, 2004).

D+: Classe média baixa, este segmento inclui os agregados familiares cujos rendimentos e/ou estilos de vida são ligeiramente inferiores aos da classe média. Isto significa que são aqueles que têm um estilo de vida melhor dentro da classe baixa.

O perfil do chefe de família destes agregados é constituído por indivíduos com o ensino secundário ou primário. As habitações pertencentes a este segmento são maioritariamente próprias, embora algumas pessoas arrendem a propriedade e algumas sejam habitações sociais.

D: Classe baixa, é o segmento médio das classes baixas. O perfil do chefe de família destes agregados é constituído por indivíduos com um nível médio de ensino primário (concluído na maioria dos casos). As habitações pertencentes a este segmento são próprias ou arrendadas (é fácil encontrar o tipo de bairro), que são maioritariamente de interesse social ou de renda controlada.

E: A classe baixa é o segmento mais baixo da população. É pouco incluído na segmentação do mercado. O perfil do chefe de família nestes agregados familiares é constituído por indivíduos com um nível de ensino primário sem o completar. Estas pessoas não possuem casa própria e têm de alugar ou utilizar outros recursos para conseguir uma casa própria.

Muitas vezes, mais de uma geração vive num único agregado familiar e são totalmente austeros. As características económicas de um adolescente podem variar em função da classe social a que pertence (AMAI, 2004).

Em relação às características pessoais. A adolescência é uma altura em que as emoções começam a vir ao de cima. Os pais e os professores podem observar comportamentos argumentativos e agressivos devido a emoções intensas e repentinas. Os adolescentes também estão regularmente imersos em si próprios. Preocupam-se mais consigo próprios à medida que começam a desenvolver um sentido do eu, mas também estão a explorar os seus próprios processos de pensamento e personalidade (Maier, 2017).

Nesta fase, as possibilidades começam a parecer infinitas, o que leva alguns adolescentes a serem demasiado idealistas. Acreditam também que os seus próprios pensamentos e sentimentos são únicos, duvidando que os outros possam compreender aquilo por que estão a passar.

Para as características da escola. O desempenho académico na adolescência é o produto da interação de um conjunto de variáveis (denominadas determinantes do desempenho académico), que podem ser agrupadas, de acordo com um modelo ecológico, em 4 níveis: factores pessoais (capacidades intelectuais, factores psicológicos e afectivos), factores familiares (nível de escolaridade dos pais, tipo de vínculo com os pais), factores escolares (métodos de ensino inadequados, currículo deficiente e recursos escassos) e factores sociais (ambiente sociocultural, redes de apoio) (Ruiz, 2013).

Todas estas variáveis não têm o mesmo peso dentro deste modelo explicativo multifatorial. De acordo com os relatórios da Organização para a Cooperação e

Desenvolvimento Económico (OCDE, 2014), cerca de 25% a 30% das causas do insucesso escolar não são conhecidas. Entre 5% e 6% do sucesso escolar deve-se ao clima escolar, às políticas escolares, aos recursos escolares e aos aspectos metodológicos.

Por conseguinte, é possível deduzir que as mudanças metodológicas, se não forem acompanhadas de outras acções, não obterão resultados positivos significativos. Cerca de 18% a 20% dos resultados escolares são explicados pelo contexto socioeconómico da escola e do seu ambiente.

As características psicológicas e afectivas dos alunos são responsáveis por quase 50% da explicação do sucesso académico. E a forma como interagem na investigação que utiliza modelos hipotéticos de relação causal, a aptidão do aluno só explica entre 25% e 35% da variação do sucesso académico. Além disso, nos estudos de correlação, a relação entre a aptidão e o sucesso académico diminui à medida que o aluno sobe de nível.

A eficácia na aprendizagem não está apenas relacionada com as capacidades e aptidões cognitivas, mas depende também da forma como o adolescente utiliza esse potencial através dos estilos pessoais de aprendizagem, ou seja, as diferentes formas como os alunos percepcionam, estruturam, memorizam, aprendem e resolvem tarefas e problemas escolares.

Mas, para além de ter competências e saber utilizá-las para obter um desempenho satisfatório, é também necessário ter o que o aluno "já sabe" (conhecimento prévio) para conseguir uma aprendizagem verdadeiramente significativa. Este conhecimento prévio é cada vez mais determinante à medida que os níveis de ensino avançam, e a sua ausência ("falta de background") pode impossibilitar a compreensão de aprendizagens futuras, especialmente em determinadas disciplinas (Ruiz, 2013).

Em muitas ocasiões, há adolescentes que têm capacidade intelectual suficiente, mas não se saem bem na escola porque não sabem o que fazer com uma determinada tarefa, não planeiam quando a tentam resolver, não se sentem capazes de a resolver ou não escolhem a estratégia certa no momento certo.

Isto significa que, mesmo que disponham de meios e recursos cognitivos suficientes, por não saberem utilizar estratégias de aprendizagem adequadas, planeando e controlando conscientemente o que fazem, não atingem os resultados esperados.

Para aprender, não é apenas necessário ser capaz de o fazer e saber fazê-lo, é também necessário ter as capacidades, os conhecimentos, as estratégias e as competências necessárias, ou seja, ter disposição, intenção e motivação suficientes (variáveis afetivo-motivacionais), que permitam pôr em marcha os mecanismos cognitivos na direção dos objectivos ou metas a alcançar. Dentro das variáveis afetivo-motivacionais, incluem-se as atribuições causais, as expectativas de realização, o valor pessoal, a autoeficácia e, sobretudo, o autoconceito, uma vez que foi encontrada uma relação causal recíproca entre o autoconceito académico e as experiências e/ou realizações escolares dos alunos (Ruiz, 2013).

A teoria motivacional de Weiner (1986) sustenta que o comportamento motivado é uma função das expectativas de atingir um objetivo e do valor desse objetivo. Segundo este autor, estas duas componentes são determinadas por atribuições causais que exprimem crenças pessoais sobre as causas responsáveis pelos seus sucessos ou fracassos.

Weiner afirma que as atribuições são determinantes primários da motivação, na medida em que influenciam as expectativas, as reacções afectivas e, consequentemente, o comportamento e os resultados do desempenho. Na formação do auto-conceito e das atribuições causais, os padrões de socialização da família desempenham um papel importante. É no seio da família que o indivíduo constrói as bases da sua personalidade, aprende os primeiros papéis, os modelos a seguir, começa a moldar a sua autoimagem, aprende as normas, a hierarquia dos valores que vai pôr em prática e a regular-se. O clima educativo familiar, que inclui tanto a atitude dos pais em relação aos estudos dos filhos, como o clima familiar afetivo em que a criança se desenvolve, juntamente com as expectativas que depositaram nela, é a variável familiar que tem maior peso em relação ao desempenho escolar.

As variáveis que definem os comportamentos de envolvimento dos pais na educação dos filhos têm maior poder explicativo do que as variáveis que definem as características da própria família (Ruiz, 2013).

De toda esta investigação, as expectativas dos pais em relação à capacidade dos seus filhos para terem um bom desempenho académico é a variável mais influente. Tem um impacto direto e positivo no autoconceito académico. Ou seja, à medida que as expectativas dos pais em relação à capacidade dos filhos aumentam, o autoconceito dos filhos aumenta e a sua autoconfiança e motivação académica aumentam.

Além disso, as expectativas de capacidade também afectam positivamente os processos de atribuição causal do sucesso ou insucesso dos alunos; assim, quanto mais elevadas forem as expectativas dos pais em relação às capacidades dos filhos, maior será a tendência destes últimos para assumirem a responsabilidade pelos seus resultados académicos positivos, e vice-versa.

Contrariamente à crença popular, as recompensas parentais, o reforço externo e contingente das realizações das crianças, não promovem o desempenho académico. Verifica-se que quanto mais eles realizam

Quanto maior for este tipo de reforço, mais prejudica o auto-conceito académico, mais diminui a responsabilidade das crianças pela realização e pelo desenvolvimento de competências académicas e, paradoxalmente, menor é também o desempenho dos alunos. No âmbito das variáveis sociais, é dada cada vez mais importância à perspetiva do género.

Gabarro (2010), relaciona as diferenças na prevalência do insucesso escolar por género com a forma como as mulheres percepcionam o ambiente académico e as expectativas que têm neste contexto e o seu próprio papel social. Diferentes estudos mostram que os rapazes consideram atualmente a academia como algo feminino, algo que não lhes diz respeito e até os humilha na conquista da masculinidade.

No que diz respeito à epidemiologia dos adolescentes, de acordo com a Organização Pan-Americana da Saúde em 2007, é definida como a fase entre os 10 e os 19 anos de idade, sendo esta classificação baseada no comportamento de morbilidade e mortalidade deste grupo populacional. Para efeitos operacionais, foi caracterizada em dois subgrupos: adolescência precoce, dos 10 aos 14 anos, e adolescência tardia, dos 15 aos 19 anos.

Em 2016, havia no México 22.190.481 adolescentes, representando 20,63% da população total. A CONAPO estima que, em 2020 e 2050, o número de jovens diminuirá para 19,2 e 14,1 milhões de pessoas, respetivamente. Apesar dos progressos registados nos últimos anos, existem muitos problemas e desafios que ameaçam as possibilidades de desenvolvimento saudável dos adolescentes.

Os problemas de saúde mais frequentes são os de origem infecciosa, como as doenças respiratórias, gastrointestinais, urinárias e sexualmente transmissíveis; os acidentes de transporte automóvel também figuram entre as vinte principais causas de assistência médica.

Mortalidade: a população adolescente morre todos os anos em consequência de consequência de condições evitáveis: principalmente mortes causadas por violência, quer por ação direta (homicídios e suicídios) quer por negligência (acidentes).

Saúde reprodutiva: Os adolescentes são o segmento da população com maior risco de problemas de saúde sexual e reprodutiva, tais como taxas elevadas de infeção por DST/HIV, gravidezes não planeadas e abortos. De acordo com o Inquérito Nacional à Juventude de 2005, a maioria dos inquiridos iniciou relações sexuais entre os 15 e os 19 anos. No Inquérito Nacional de Saúde e Nutrição (ENSANUT) de 2006, 14,4% dos adolescentes do país referiram ter tido relações sexuais, sendo a percentagem mais elevada entre os 16 e os 19 anos de idade, com 29,6% dos inquiridos (ENSANUT, 2006).

A prevalência da utilização de contraceptivos entre as mulheres com idades compreendidas entre os 15 e os 19 anos que iniciaram a atividade sexual aumentou de 36,4% em 1992 para 39,4% em 2006. De todos os adolescentes que tiveram relações sexuais, a percentagem de adolescentes que utilizaram um método contracetivo durante a primeira relação sexual foi mais elevada no sexo masculino. Destes, 71,5 por cento declararam ter utilizado algum método, enquanto nas mulheres a utilização declarada foi de 44,2 por cento.

Em 2005, a taxa de gravidez entre adolescentes de 12 a 19 anos era de 79 gravidezes por 1.000 mulheres. Enquanto a taxa de gravidez entre as adolescentes de 12 a 15 anos era de seis gestações por 1.000, o número aumentou entre as jovens de 16 e 17 anos para 101 gestações por 1.000, e o maior aumento foi observado entre as jovens de 18 e 19 anos, que atingiram uma taxa de 225 gestações por 1.000 mulheres (ENSANUT, 2006).

Relativamente à formação da primeira união, 82,2% dos homens e 65,8% das mulheres da população adolescente declaram-se solteiros. Da mesma forma, 11,4% deles e 25,5% delas

afirmam ter sido casados (Instituto Mexicano da Juventude, 2006).
Estudos relacionados

Na tese intitulada Nível de conhecimento sobre métodos contraceptivos em adolescentes do ensino médio na instituição de ensino privada Bertrand Russell, Los Olivos-2015 por Aranda, Hualpa, Vicente e Millones (2017), onde o objetivo principal foi determinar o nível de conhecimento que existe nos alunos desta instituição.

A investigação é descritiva e o seu desenho é transversal, que consiste na exploração e descrição de fenómenos em situações da vida real. Trata-se de uma descrição pormenorizada das características de certos indivíduos, situações ou grupos de 185 alunos do ensino secundário com idades compreendidas entre os 11 e os 18 anos, dos quais 99 são rapazes e 86 são raparigas.

A "técnica de recolha de dados utilizada" para obter a informação é o inquérito, sendo o instrumento utilizado o Inquérito ao Conhecimento dos Métodos Contraceptivos (ECMA), que é o nome do questionário concebido para identificar o nível de conhecimento dos estudantes do ensino secundário sobre os métodos contraceptivos.

O instrumento tem os seguintes aspectos na sua estrutura: apresenta 21 questões sobre o conhecimento dos métodos contraceptivos, divididas em quatro dimensões: A. Conceito: Geral de acordo com a OMS, B. Importância: Do seu conhecimento, C. Tipo: Dos métodos contraceptivos que existem e que são usados pelo MINSA e D. Frequência: Do uso dos métodos, de acordo com o MINSA. Os resultados gerais obtidos a partir do questionário ECMA mostram que 47,6% dos adolescentes tinham um alto nível de conhecimento, seguido de um nível médio com 34,6% e uma percentagem muito baixa de pessoas com um baixo nível de conhecimento (17,8%).
Os resultados obtidos através do questionário ECMA, no que diz respeito à dimensão concetual, mostram que o nível médio de conhecimentos é o mais elevado com 51 ,4%, seguido do nível elevado com 47,6% e com uma percentagem menor de nível baixo com 9,2%, o que mostra que os adolescentes participantes no estudo têm conhecimentos sobre os métodos contraceptivos.
Relativamente à dimensão "importância", o número mais elevado foi "médio" com 51,9%, seguido de "elevado" com 45,4% e a percentagem mais baixa foi "baixo" com 2,7%. Ficou evidente que os adolescentes têm conhecimento sobre os métodos contraceptivos.

Nos resultados obtidos na dimensão tipo. Verificou-se" que a maior percentagem pertence ao nível médio com 46,5%, seguido do baixo com 34,1% e com menor quantidade do alto com 19,5%. Demonstrou-se", portanto, que uma parte considerável da população adolescente inquirida tem conhecimentos de baixo nível sobre os diferentes métodos contraceptivos existentes.

Finalmente, na dimensão tipo, "o nível médio de conhecimentos foi encontrado em 56,2% dos estudantes, seguido do nível baixo com 28,1% e com uma percentagem menor de nível alto com 15,7%.

É evidente que uma população considerável dos adolescentes inquiridos não tem conhecimentos suficientes sobre a frequência com que os métodos contraceptivos devem ser utilizados para serem eficazes.

Na pesquisa avaliação do conhecimento e uso de métodos contraceptivos em estudantes da escola secundária nº 2 na cidade de Tulancingo de Bravo, Hidalgo 2015, por Vargas, Yunez e Ramírez (2016), com uma abordagem transversal no período de março a maio de 2016. Foi realizado um censo em uma escola secundária geral pertencente à Universidade Autônoma do Estado de Hidalgo, que é frequentada por adolescentes de vários municípios da região, destacando que esta instituição é pública e, portanto, é economicamente acessível, o que permite que jovens de vários níveis socioeconômicos a frequentem.

A unidade de observação: alunos das aulas de informática do 1.º ao 6.º semestre, dos 2 089 alunos convidados a responder a um inquérito em linha, 1 697 aceitaram, quatro inquéritos foram eliminados porque os participantes tinham 20 anos ou mais e 15 porque responderam a menos de 80% do inquérito.

Em termos de características sociodemográficas, dos 1678 inquéritos respondidos de forma satisfatória, 58,34% foram respondidos por mulheres e 41,66% por homens (p=0,0000). A média geral de idade foi de 16 anos (p=0,0578). Cinquenta e quatro por cento dos adolescentes tinham entre 15 e 16 anos; em relação ao estado civil, 98,69% eram solteiros e apenas 1,31% afirmaram estar em união (p=0,0000).

Para além de estudar, 18,12% também trabalham e 71,87% referiram viver com ambos os pais. De acordo com o nível socioeconómico, modificado para este estudo de acordo com a regra 8x7 da AMAI de 2011, 34,51% são reportados com um nível alto, 35,52% com um nível médio e 29,98% com um nível baixo. Na altura do inquérito, o município onde residiam mais estudantes era Tulancingo com 64,18%, seguido dos municípios de Singuilucan com 11,1% e Cuautepec com 11%. Em relação ao uso de métodos contraceptivos na última relação sexual, a maior proporção de uso é encontrada em homens de 15 a 16 anos, em união, que além de estudar trabalham, que vivem com outros familiares que não os pais e com um nível socioeconómico elevado, que é a mesma proporção encontrada no uso de métodos contraceptivos na primeira relação sexual, e as mulheres (RM=9,92) e os homens (RM=6,35), que usam um método contracetivo na primeira relação sexual, têm maior probabilidade de o usar na última, sendo estatisticamente significativo para ambos.

E os métodos contraceptivos mais utilizados na primeira e na última relação sexual foram o preservativo masculino e a pílula anticoncecional de emergência como segundo método contracetivo, tanto em homens como em mulheres. Chama a atenção que na última relação sexual a percentagem de utilização do método hormonal de emergência, como o preservativo, seja nos homens, mas a utilização de outra variedade seja nas mulheres, tanto na primeira como na segunda relação sexual.

No que diz respeito ao índice de conhecimento, obteve-se, de um modo geral, um nível médio elevado, o que nos indica que os adolescentes têm um bom conhecimento dos métodos contraceptivos; as mulheres entre os 15 e os 16 anos, solteiras, que vivem com ambos os pais e com um nível socioeconómico médio são as que têm um maior conhecimento dos métodos contraceptivos.

Jiménez, Vilchis e Martínez (2016), na sua investigação sobre o nível de conhecimentos sobre métodos contraceptivos entre os alunos de uma escola secundária da Cidade do México, definiram como objetivo analisar o nível de conhecimentos sobre métodos contraceptivos entre os alunos de uma escola secundária da Cidade do México.

O enfoque do estudo foi quantitativo, descritivo-cruzado, pois os dados foram coletados em um determinado momento e data, em 646 alunos da escola secundária Juan Fernández Albarrán, com amostragem: não probabilística a critério do pesquisador e amostra: 222 alunos do turno da tarde, os critérios de inclusão: alunos que tinham consentimento informado assinado pelos pais e assentimento assinado pelos próprios pais, utilizando a técnica de recolha de dados: inquérito.

Instrumento: Foi aplicado um questionário com 27 itens, validado por peritos na área. Foi concebido com perguntas fechadas; a primeira parte abrangia as características sociodemográficas dos estudantes e, na segunda parte, foram colocadas questões relacionadas com o conhecimento dos contraceptivos, tais como o tipo e a utilização.

Dos alunos inquiridos, 51,8% eram do sexo masculino, enquanto 48,2% eram do sexo feminino. A maioria dos alunos inquiridos frequentava o 3º ano do ensino secundário com 45,9%, 38,2% dos alunos do 2º ano participaram, enquanto apenas 15,9% dos alunos do 1º ano do ensino secundário participaram.

Quanto ao tipo de família, 68,8% são famílias nucleares, 19,4% são famílias monoparentais e 5,9% são famílias monoparentais com pai e família alargada. Relativamente à escolaridade do pai, 46,5% estudaram até ao ensino secundário, enquanto 23,5% estudaram até ao ensino médio e apenas 14,1% têm um nível de escolaridade superior. Relativamente à escolaridade da mãe, 44,1% têm o ensino secundário, 30% têm o ensino médio e apenas 7,6% têm um nível de escolaridade superior.

Relativamente ao conhecimento de conceitos sobre métodos contraceptivos verificou-se que a maioria dos alunos tem conhecimentos gerais dos conceitos, sendo que das 9 questões os alunos tiveram um máximo de 9 pontos e um mínimo de 1, tendo uma média de 5,7 e ± 1,44.

Relativamente ao conhecimento do tipo de métodos contraceptivos, verificou-se que os alunos obtiveram um máximo de 6 pontos e um mínimo de 0, com uma média de 2,07 e ± 1,58, o que significa que a maioria dos alunos não conhece os tipos de métodos contraceptivos.

Relativamente aos conhecimentos sobre a utilização de métodos contraceptivos, verificou-se que, das 12 questões, os alunos obtiveram um máximo de 12 pontos e um mínimo de 0, com uma média de 5,04 e ± 2,34, o que mostra que os alunos não sabem utilizar os diferentes métodos contraceptivos.

De acordo com os resultados obtidos a partir da aplicação do questionário aos alunos da escola secundária Juan Fernández Albarrán, verificou-se que 64,7% têm um nível médio de conhecimento sobre o assunto, enquanto 25,9% têm um nível baixo de conhecimento e apenas 9,4% têm um nível alto de conhecimento. Com os resultados das percentagens, podemos dizer que os alunos da escola secundária Juan Fernández Albarrán têm um conhecimento deficiente sobre os métodos contraceptivos.

Sánchez, Dávila e Ponce (2015), em seu artigo Conhecimento e uso de métodos contraceptivos entre adolescentes em um centro de saúde, com o objetivo de identificar o nível de conhecimento e uso de métodos contraceptivos. O estudo foi descritivo, observacional e transversal, amostra não probabilística, cálculo do tamanho da amostra para estudos descritivos com base no critério de diferença absoluta. O estudo foi realizado nos serviços de saúde do centro de saúde Ampliación Hidalgo, jurisdição sanitária de Tlalpan, do Ministério da Saúde do Distrito Federal, México, nos meses de setembro e outubro de 2014.

Foram incluídos adolescentes com idades compreendidas entre os 15 e os 19 anos que eram sexualmente activos. Após consentimento informado por escrito, foi aplicado um questionário com variáveis sociodemográficas e perguntas para avaliar a utilização de métodos contraceptivos. Para medir o conhecimento, foi elaborado um inquérito auto-administrado com 10 perguntas; o nível de conhecimento foi classificado de acordo com o número de respostas correctas: nulo, baixo, médio e alto; foi realizada estatística descritiva e inferencial com os testes U de Mann-Whitney e Krusskall-Wallis. Nível de significância 0,05, utilizando o programa estatístico SPSS v 20.

Foram incluídos 120 adolescentes, com idade média de 16,9 ± 1,3 anos, sendo 85 (70,8%) do sexo feminino e 35 (29,2%) do sexo masculino. O estado civil predominante foi solteiro (73; 60,8%), seguido de união (40; 33,3%) e casado (7; 5,8%). O número médio de anos de estudo foi de 9,4 ± 1,3 anos, com um mínimo de 3 e um máximo de 15. A ocupação mais frequente foi a de estudante (56; 46,7%); seguida de do lar (33; 27,5%); estudante e empregado (14; 11,7%); e empregado e comerciante (9,2% e 5%, respetivamente). As
A idade média do início da atividade sexual foi de 15,10 ± 1,4 anos, com um mínimo de 11 e um máximo de 19 anos.

Relativamente aos métodos contraceptivos, o preservativo masculino foi o mais conhecido (100%), seguido dos métodos hormonais orais (87,5%) e do preservativo feminino (85,8%). Dos 120 adolescentes, 117 (97,5%) tinham recebido informações sobre a utilização de métodos contraceptivos, sendo as fontes de informação mais frequentes os professores (37,5%), seguidos do pessoal de saúde (31,7%). Concluíram que é importante melhorar a qualidade da educação sobre o conhecimento e a utilização correcta dos métodos contraceptivos, uma vez que a maioria dos adolescentes tem um nível de conhecimento médio e baixo, o que tem impacto na sua saúde sexual e reprodutiva.
Atualmente, a contraceção faz parte dos cuidados de saúde primários favoráveis aos adolescentes, mas é importante prestar cuidados de qualidade, com aconselhamento contracetivo fácil e explícito e pré-registo, uma vez que a maioria dos adolescentes obtém contraceptivos em farmácias comerciais, que geralmente não têm em conta aspectos como a aceitabilidade, a segurança do método e as características próprias do adolescente, a fim de obter melhores taxas de utilização e continuidade.

No estudo "Conhecimento de métodos contraceptivos em alunos do 9º ano do Colégio Nuestra Señora de Lourdes, Puerto Ordaz, Estado de Bolívar", realizado por Moreno e Rangel (2012), propuseram-se determinar o conhecimento de métodos contraceptivos dos alunos do 9º ano do Colégio Nuestra Señora de Lourdes, em Puerto Ordaz, Estado de Bolívar. Foi concebido um estudo prospetivo descritivo de corte transversal.

A amostra era constituída por 100 estudantes que foram inquiridos e obtiveram autorização prévia dos seus representantes. Os resultados mostraram que, entre os jovens de 13-14 anos, 58,1% (43) tinham conhecimentos excelentes, enquanto entre as raparigas 62,7% (54) tinham conhecimentos excelentes.

Relativamente à origem da informação, 45,0% (23) do sexo feminino e 44,8% do sexo masculino obtiveram a informação através dos meios de comunicação social, enquanto 42,9% (21) do sexo masculino e 39,2% (20) preferiram receber a informação através da escola. Relativamente à utilização de métodos contraceptivos, verificaram-se diferenças representativas em função do sexo: 90,2% (46) do sexo feminino não utiliza métodos contraceptivos, enquanto 46,9% (23) do sexo masculino utiliza métodos contraceptivos.

Concluiu-se que os alunos do 9º ano têm excelentes conhecimentos, o que é evidente em ambas as dimensões, idade e sexo, com maior peso na faixa etária dos 13-14 anos e no sexo feminino. Recomenda-se que os alunos sejam sensibilizados para cada um dos métodos contracetivos para que possam estar atentos e saber a importância da sua utilização e evitar possíveis consequências.

Definição de termos

Adolescentes do telebacillerato: jovens que concluíram o ensino básico e estão inscritos num telebacillerato.

Ciclo menstrual: período de 28 +/- 5 dias entre duas menstruações durante o qual ocorre a maturação do folículo ovariano, a ovulação e a formação de um corpo lúteo (DOF, 1993).

Conhecimento: conjunto de informações armazenadas através da experiência ou da aprendizagem, ou através da introspeção, (Pérez, 2008).

O consentimento informado é a decisão voluntária do aceitante de se submeter a um procedimento contracetivo, com pleno conhecimento e compreensão da informação relevante e sem pressão (DOF, 1993).

Contraindicação: situação de risco para a saúde em que um método contracetivo não deve ser administrado, aplicado ou praticado (DOF, 1993).

Disponibilidade de métodos contraceptivos: a possibilidade certa das utentes obterem métodos contraceptivos nas instituições do Sistema Nacional de Saúde ou de os adquirirem nas farmácias do país (DOF, 1993).

Idade fértil ou reprodutiva: fase da vida do homem e da mulher durante a qual se possui a capacidade biológica de se reproduzir (DOF, 1993).

Eficácia contraceptiva: A capacidade de um método contracetivo para evitar a gravidez nas condições habituais de utilização, durante um período de um ano (DOF, 1993).

Doença sexualmente transmissível: infeção adquirida através de relações sexuais, troca de fluidos sexuais ou contacto de membranas mucosas genitais (DOF, 1993).

Indicação: prescrição ou aplicação de um método contracetivo em função das necessidades, das características e dos factores de risco para a saúde da pessoa que o aceita (DOF, 1993).

Aleitamento materno exclusivo: Alimentação do recém-nascido com leite materno, sem adição de outros líquidos ou alimentos, evitando o uso de chupetas ou mamadeiras (DOF, 1993).

Os métodos contraceptivos são aqueles que impedem o nascimento viável de um novo ser, quer interferindo com o mecanismo normal da conceção, quer, uma vez ocorrida a gravidez, interrompendo-a (Aller & Pagés, 1998).

O planeamento familiar é o direito de cada pessoa a decidir livremente, de forma responsável e informada sobre o número e o espaçamento dos seus filhos e a obter informações especializadas e serviços adequados (DOF, 1993).

Precaução: é a situação de risco à saúde para a qual é necessário avaliar, sob critérios clínicos, a conveniência ou não de administrar, aplicar ou praticar um método contracetivo (DOF, 1993).

Relações sexuais: Para efeitos desta norma, apenas as relações vaginais são consideradas relações sexuais (DOF, 1993).

Risco reprodutivo: A probabilidade de tanto a mulher em idade fértil como o seu produto potencial sofrerem doenças, lesões ou morte em caso de gravidez (DOF, 1993).

Saúde reprodutiva: é o estado de completo bem-estar físico, mental e social e não apenas a ausência de doença durante o processo reprodutivo, bem como no exercício da sexualidade (DOF, 1993).

Sexualidade: conjunto de condições anatómicas, fisiológicas e psicológico-afetivas que caracterizam cada sexo (Benetti, 2011).

Capítulo III

Base empírica

Dr. Contreras Miranda María de Jesús MCE. Conzatti Hernández María Esperanza ESS. Cuervo Pablo Gabriela Berenice Dra. Rodríguez Muñoz Ivett MCE. Cabrera Martínez Margarita Dr. López Mora Gloria

Teoria do modelo de promoção da saúde de Nola Pender

De acordo com Mariner e Raile (2007), Pender nasceu em 1941, em Lansing, Michigan, EUA, e era filha única de pais que apoiavam firmemente a educação das mulheres. Aos sete anos de idade, teve a experiência de ver a sua tia a receber cuidados de enfermagem, o que lhe criou um grande fascínio pelo trabalho de enfermagem, a sua ideia da profissão era cuidar e ajudar os outros a cuidar de si próprios.

A sua família encorajou-a no seu objetivo de se tornar enfermeira registada, pelo que se inscreveu na escola de enfermagem do West Suburban Hospital em Oak Park, Illinois. Recebeu o seu diploma de enfermagem em 1962 e começou a trabalhar numa unidade médico-cirúrgica num hospital do Michigan.

Em 1964, Pender obteve um Bacharelato em Ciências de Enfermagem (BSN) pela Universidade de Michigan. Obteve um mestrado em crescimento e desenvolvimento humano na Michigan State University em 1965 e um doutoramento em psicologia e educação em 1969 na Northwestern University em Evanston, Illinois. Durante o seu doutoramento, Pender experimentou uma mudança no seu pensamento que a levou a definir o objetivo da enfermagem como a saúde óptima do indivíduo.

Em 1975, o Dr. Pender publicou um modelo concetual de comportamento preventivo em matéria de saúde, que forneceu uma base para o estudo da forma como os indivíduos tomam decisões sobre os seus próprios cuidados de saúde no contexto da enfermagem.

Neste artigo, identificou os factores que influenciaram a tomada de decisões e as acções dos indivíduos para prevenir a doença (Mariner & Raile, 2007). Em 1981, foi admitida como membro da Academia Americana de Enfermagem, tendo sido presidente em 1991 e 1993. Em 1982, apresentou a primeira edição do modelo de promoção da saúde. Em 1996, apresentou a segunda edição do modelo.

Nola J. Pender é reconhecida na profissão pela sua contribuição para o modelo de promoção da saúde. Propôs que a promoção de um estado de saúde ótimo era um objetivo que devia ter precedência sobre as acções preventivas. Tratava-se de uma novidade, uma vez que assinalava os factores que tinham influenciado a tomada de decisões e as acções empreendidas para prevenir a doença.

Além disso, identificou que os factores cognitivos perceptivos dos indivíduos são modificados por condições situacionais, pessoais e interpessoais, resultando no envolvimento em comportamentos de promoção da saúde quando existe um padrão de ação.

O Modelo de Promoção da Saúde (MPS), proposto por Pender (1998), é um dos mais predominantes na ciência da enfermagem; segundo ele, os determinantes que o compõem (promoção da saúde), e os estilos de vida, dividem-se em factores cognitivo-perceptivos, entendidos como as concepções, crenças ou ideias que as pessoas têm sobre a saúde, que as levam ou induzem a determinadas condutas ou comportamentos, que no caso em questão, estão relacionados com a tomada de decisões ou comportamentos promotores da saúde. A modificação destes factores e a motivação para levar a cabo tais comportamentos conduzem as pessoas a um estado altamente positivo chamado saúde.

A conceção de saúde, na perspetiva de Pender, parte de uma componente altamente positiva, abrangente e humanista, toma a pessoa como um ser integral, analisa os estilos de vida das pessoas, os seus pontos fortes, a sua resiliência, os seus potenciais e as suas capacidades na tomada de decisões relativas à sua saúde e à sua vida.

Esta teoria identifica factores cognitivos pré-concebidos no indivíduo que são modificados por características situacionais, pessoais e interpessoais, resultando no envolvimento em comportamentos de promoção da saúde quando existe um padrão de ação.

O MPS serve para identificar conceitos relevantes sobre comportamentos promotores de saúde e integrar os resultados da investigação de forma a facilitar a geração de hipóteses testáveis. Baseia-se também na educação das pessoas sobre como cuidar de si próprias e levar uma vida saudável (Mariner & Raile, 2007).

Os meta-paradigmas, apontados no Modelo de Promoção da Saúde são: **saúde:** estado altamente positivo e tem mais importância do que qualquer outra afirmação geral, **pessoa:** indivíduo e o centro do teórico, cada um deles, é definido de uma forma única pelo seu próprio padrão percetivo cognitivo e pelos seus factores variáveis, **ambiente:** não descrito com precisão, mas são representadas as interacções entre os factores cognitivos preceptivos e os factores modificadores que influenciam a ocorrência de comportamentos promotores da saúde. **Enfermagem:** o bem-estar, como especialidade da enfermagem, é responsável pelos cuidados de saúde, a base de qualquer plano de reforma para esses indivíduos, o enfermeiro é o principal agente encarregado de motivar os utilizadores a manter a sua saúde pessoal.

Nola J. Pender defendia que a promoção de uma saúde óptima era um objetivo que devia ter precedência sobre a ação preventiva. Tratava-se de uma novidade, uma vez que identificava os factores que tinham influenciado as decisões e acções tomadas para prevenir a doença.

Para analisar o consumo de álcool nos adolescentes, na vertente profissional de enfermagem, retoma-se o Modelo de Promoção da Saúde (MPS), de Nola J. Pender (Pender, Walker, Sechrist, & Stromborg, 1998), que assume estilos de vida e comportamentos, dirigidos às pessoas com o objetivo de maximizar o seu conhecimento individual, organizacional e comunitário.

A prevenção primária centra-se nas pessoas em risco de doença e a prevenção secundária naquelas que têm uma doença diagnosticada, no entanto, ambas reconhecem que os indivíduos têm a capacidade de autodirigir a mudança devido à autoconsciência e à regulação, à tomada de decisões e à resolução de problemas. O papel da enfermagem é promover um clima positivo para a mudança, servir de catalisador para a mudança, ajudar nas várias etapas do processo de mudança, bem como aumentar a capacidade dos indivíduos para manter a mudança.

A utilização de teorias e modelos de comportamento individual são tentativas sistemáticas de explicar por que razão os seres humanos não adoptam comportamentos saudáveis e como mudam negativamente ou implementam novas atitudes em relação à saúde (Pender et al., 1998).

O Modelo de Promoção da Saúde (MPS), proposto por Nola J. Pender, aborda os estilos de vida e os comportamentos das pessoas com o objetivo de maximizar o seu conhecimento individual, organizacional e comunitário. A prevenção primária centra-se nas pessoas em risco de doença, a prevenção secundária centra-se nos indivíduos com doenças diagnosticadas.

A prevenção secundária tem uma maior afluência de pessoas com doenças crónicas degenerativas que continuam com um agravamento da condição. No caso da prevenção primária, esta recorre a estratégias que reduzem ou prolongam o aparecimento da doença, como é o caso da diabetes, das patologias cardíacas ou do cancro, enquanto as actividades de prevenção secundária promovem o limite da doença, quando esta está presente (Pender, Walker, Stromborg & Sechrist, 2009).

A promoção da saúde é uma ação que visa reduzir ou prevenir uma doença ou patologia e que, por sua vez, tem tido benefícios em termos de qualidade de vida e longevidade.

A promoção da saúde e a prevenção primária baseiam-se em modelos comportamentais ou sócio-políticos de cuidados de saúde, que têm revelado resultados diferentes em múltiplos sistemas de saúde (Pender, 1998). As pessoas ou os indivíduos têm a capacidade de autodirigir a mudança devido às suas capacidades de autoconsciência e regulação, de tomada de decisões e de resolução de problemas. O papel da enfermagem consiste em promover um clima positivo para a mudança, servir de catalisador da mudança, prestar assistência nas várias etapas do processo de mudança, bem como aumentar a capacidade das pessoas para manter a mudança.

A utilização de teorias e modelos de comportamento de saúde, tentativas sistemáticas de explicar por que razão os indivíduos não adoptam comportamentos de saúde e como mudam negativamente ou implementam novas atitudes de saúde (Pender, 1996).

Entende-se que os mecanismos de modificação do comportamento e a sustentabilidade dessas mudanças são necessários para desenvolver intervenções de promoção e prevenção da saúde, o MPS incorpora modelos e teorias que se baseiam na saúde e nas crenças, na teoria da ação fundamentada e na teoria da auto-eficácia e na teoria social cognitiva.

As intervenções do pessoal de saúde podem ser dirigidas às crenças e normas subjectivas do indivíduo, cuja influência individual será avaliada através de resultados que se centram nas percepções individuais das expectativas normativas dos outros e na motivação para satisfazer as expectativas que os outros esperam (Pender, 1996).

O MPS de Nola J. Pender é uma tentativa de representar a natureza multidimensional das pessoas, interagindo com os seus ambientes intrapessoal e psicológico, que estão envolvidos na saúde, e está integrado com três constructos e onze conceitos, retomando as teorias: valor esperança e social cognitiva, no âmbito da enfermagem com uma perspetiva holística da função humana.

As características e as experiências individuais são o que cada pessoa mantém de forma única, sendo assim, devido ao efeito das acções, é importante que o efeito dependa do comportamento e do objetivo em questão.

Propõe-se a obtenção de resultados directos e indirectos de comportamentos anteriores relacionados com a possibilidade de influenciar o comportamento promotor da saúde, o efeito direto do comportamento anterior sobre o comportamento atual promotor da saúde devido à formação de hábitos, a predisposição para obter comportamentos com uma certa atenção específica e a prática repetitiva dos mesmos.

Os factores pessoais predizem um determinado comportamento, tendo em conta a forma do comportamento e a natureza do objetivo a considerar desde o início, e são classificados como biológicos, psicológicos e socioculturais. As cognições e os afectos específicos do comportamento são considerados os comportamentos motivacionais mais importantes e estas variáveis são o foco crítico, uma vez que podem ser modificadas por intervenções para garantir a eficácia e a eficiência da mudança comportamental.

A Figura 1 (Pender, 1998) mostra a avaliação das crenças de saúde, relacionadas com conhecimentos e experiências anteriores, determinando os comportamentos adoptados pela pessoa; de acordo com o MPS proposto por Pender, são dadas por:

Os benefícios percebidos da ação são as representações mentais positivas ou o reforço das consequências de um comportamento. As expectativas individuais são um acoplamento de um comportamento que gira em torno de benefícios antecipados.

Os obstáculos à ação percebidos são a indisponibilidade, o inconveniente, a dificuldade ou a natureza demorada de uma determinada ação. Os obstáculos são frequentemente vistos como muros mentais, obstáculos e custos pessoais para a adoção de um determinado comportamento.

A auto-eficácia percebida é considerada como um julgamento do carácter pessoal com capacidade para organizar e realizar um curso de ação, envolve julgamentos sobre o que um indivíduo tem e pode fazer com as competências que possui.

Os afectos relacionados com a atividade são constituídos por diferentes componentes: excitação emocional, agir por si próprio (relacionado com o ato), auto-ação (auto-relacionamento) e o ambiente onde a ação é realizada (relacionado com o contexto). Consequentemente, é o sentimento de um estado que é suscetível de afetar o indivíduo e de repetir o comportamento ou de o manter durante um período de tempo prolongado.

Influências pessoais, cognições que envolvem o comportamento, as crenças ou as atitudes dos outros, independentemente de corresponderem ou não à realidade. A principal fonte de influências pessoais na promoção da saúde é a família, os pares e os cuidados de saúde, incluindo as normas sociais, o apoio social e a modelação.

As influências situacionais referem-se a percepções e cognições pessoais sobre a situação ou o contexto que facilita ou impede um comportamento, o que, no caso do comportamento promotor da saúde, inclui percepções e opções disponíveis, exigindo características ambientais (Pender, 1998).

O compromisso com um plano de ação começa com uma situação comportamental, que leva o indivíduo a uma ação a menos que compita, exigindo que não possa ser evitada. O MPS é composto por um plano de ação que utiliza uma monitorização fundamental do processo, criando um compromisso com um determinado tempo e lugar, de forma a identificar estratégias que o indivíduo pode escolher, conduzindo a um reforço comportamental.

As exigências e preferências concorrentes no momento referem-se a comportamentos que tentam criar uma consciencialização imediata, antes da aplicação do planeamento de comportamentos de promoção da saúde, criando um resultado positivo para o indivíduo, a fim de estabelecer estilos de vida saudáveis (Pender, 1996).

O resultado comportamental das MPS é determinado pelo compromisso com um plano de ação, que pode ser desviado pelas contra-exigências e preferências imediatas de cada pessoa, actuando como uma barreira à ação, entendida como bloqueios antecipados, imaginados ou reais e custos pessoais da adoção de um determinado comportamento.

Outras barreiras que podem limitar a adoção de um comportamento saudável são determinadas pelo indivíduo em relação aos seguintes aspectos (Pender, 1998): Idade: está particularmente relacionada com uma fase específica do ciclo de vida em que a pessoa se encontra; a partir dessa fase, o estilo de vida será afetado.

Género: determinante do comportamento, uma vez que o facto de ser homem ou mulher fará com que o indivíduo adopte uma determinada postura relativamente à forma de agir, bem como a prevalência de determinadas doenças, que se reflectirá em maior proporção num deles.

Cultura: é uma das condições mais importantes que levam as pessoas a adotar um estilo de vida, seja ele saudável ou não; inclui hábitos alimentares, tempo de lazer, desporto, entre outros.

Classe ou nível socioeconómico: um fator fundamental para levar um estilo de vida saudável, se pertencer ao nível médio ou alto, terá mais alternativas para escolher o acesso à saúde; enquanto que para uma pessoa com um nível socioeconómico baixo, as suas opções serão limitadas pela escassez de recursos económicos, estados emocionais, autoestima e grau de urbanização.

O compromisso com uma ação é semelhante à intenção que cada indivíduo tem, é importante para prever vários comportamentos de saúde e para formular estratégias específicas concebidas para as acções de uma pessoa, por isso, é de extrema importância que o Modelo de Promoção da Saúde seja utilizado para intervir com adolescentes que têm consumo recorrente de álcool, a fim de ter impacto nas suas atitudes, conhecimentos e modificação do estilo de vida.

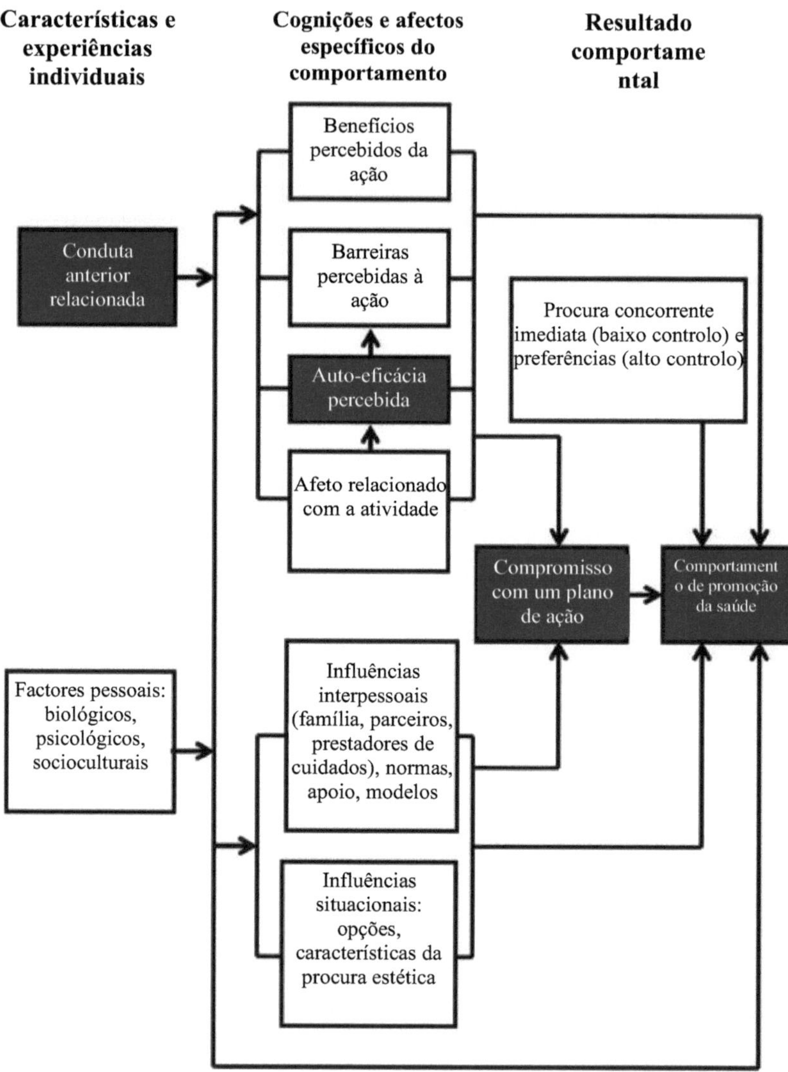

Para abordar a problemática do nível de conhecimento dos métodos contraceptivos, foi necessário integrar os três constructos propostos pela Teoria e, por sua vez, os conceitos-chave que permitiram ser o guia e o suporte para a implementação do estudo. No que diz respeito às características e experiências individuais, o conceito de comportamento prévio relacionado, cognições e afectos específicos do comportamento, auto-eficácia percebida e resultado comportamental, compromisso com um plano de ação, foram tomados para dar lugar ao Comportamento Promotor de Saúde (Figura 2).

O comportamento anterior relacionado permitiu-nos avaliar os conhecimentos, a frequência, a importância e a utilização de métodos contraceptivos por parte dos alunos. Por outro lado, foi necessário avaliar quem os informou sobre este tema, razão pela qual é necessário salientar que se tratava de uma população jovem.

Um fator determinante para a obtenção de dados verídicos e assertivos foi a autorização da direção da escola e o convite direto aos participantes para responderem ao instrumento de forma responsável, garantindo a privacidade dos dados fornecidos, conforme determina a Lei Geral de Saúde, na parte referente à pesquisa com seres humanos (Secretaría de Gobernación, 2012), o Código de Ética de Enfermagem (CIE, 1953) e as Normas da Declaração de Helsinque (CONAMED, 2008).

O conceito de auto-eficácia percebida, do constructo: cognições e afectos específicos do comportamento, foi avaliado nos participantes, tendo como referência a importância para eles do conhecimento dos métodos contraceptivos, tendo em conta a idade, a cultura, o sexo e a religião, determinantes da perceção individual.

Isto proporcionou uma visão geral de diagnóstico para reforçar as áreas de conhecimento e, assim, modular o comportamento através da formação profissional, permitindo-lhes participar ativa e eficazmente de uma forma pessoal, familiar e social, identificando os pontos favoráveis a um elevado nível de conhecimento.

Relativamente ao constructo três: resultado comportamental; o conceito de comprometimento com um plano de ação é semelhante à intenção de cada indivíduo em participar ou não no estudo de investigação, pelo que se abordou a população de formandos de forma a induzi-los a participar nos cuidados de saúde, evidenciando os factores protectores e o resultado final de modulação do comportamento que atualmente desempenham.

Figura 2

Construções e conceitos MPS utilizados

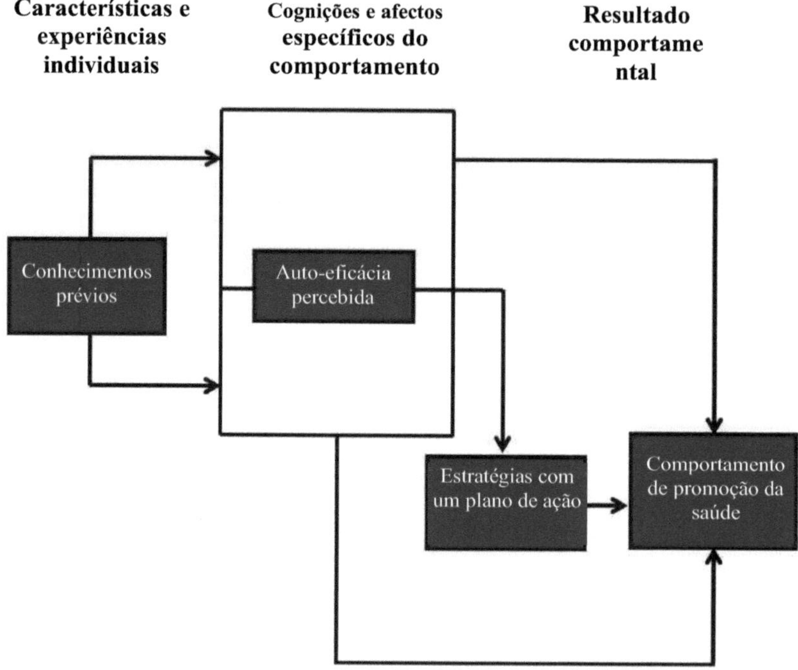

Capítulo IV

Método de trabalho

Dr. López Mora Gloria
Dr. Enríquez Hernández Claudia Beatriz Dr. Fernández Blanca Flor Mtro. González Riego Roberto Alejandro ESS. Cuervo Pablo Gabriela Berenice LE. López Posadas Jesús Radai **Tipo e desenho do estudo**

Esta pesquisa, devido à sua estrutura, análise e alcance dos resultados é quantitativa, de desenho descritivo ou abordagem de quadro, em relação ao tempo de ocorrência dos fatos e registro de dados é prospetiva e transversal, de acordo com o procedimento de coleta de informações em um determinado período e o controle que o pesquisador tem das variáveis em grupos de indivíduos ou unidades, detalhando o conhecimento de métodos contraceptivos que os adolescentes do Telebachillerato público localizado na comunidade de Nigromante, no estado de Veracruz, têm (Canales, Alvarado & Pineda 2013, Ortiz & García, 2014, Grove, Gray & Burns, 2016, Grove, Gray & Burns, 2016, Grove, Gray & Burns, 2016, Grove, Gray & Burns, 2016). Pineda 2013, Ortiz & García, 2014, Grove, Gray & Burns, 2016).

População

O estudo foi realizado no Telebachillerato El Nigromante, Município de Playa Vicente, estado de Veracruz, com um universo de trabalho de 53 alunos que estudam no segundo, quarto e sexto semestres do período de agosto de 2017 a julho de 2018.

Conceção da amostra

Para efeitos do projeto, foram tidos em conta os alunos do segundo, quarto e sexto semestres do Bachillerato Nigromante Veracruz, obtendo-se um total de 53 alunos.

De acordo com Polit e Hungler (2000), aplicando a fórmula com 95% de significância estatística ($Z=1,96$), para populações finitas e devido ao número de pessoas, optou-se por administrar o instrumento a toda a instituição, representando 100%.

Amostragem e recolha de amostras

Para obter a amostra, foi aplicado o método de amostragem não probabilística por conveniência, aplicando um instrumento a 53 alunos matriculados no Telebachillerato El Nigromante, Município de Playa Vicente, no estado de Veracruz (Canales, Alvarado & Pineda 2013).

Critérios de seleção

Inclusão

Estudantes entre 15 e 21 anos do Telebachillerato El Nigromante, Município de Playa Vicente, estado de Veracruz, com autorização prévia da direção da instituição para trabalhar com eles, que assinaram o termo de consentimento livre e esclarecido, matriculados no segundo, quarto e sexto semestres do ano letivo de agosto de 2017 a julho de 2018, idade, sexo e religião indistintos, disponibilidade de tempo e que aceitaram participar, receber orientação e explicação do projeto no dia da aplicação do instrumento.

Exclusão

Foram excluídos os estudantes com perturbações mentais, problemas de linguagem e psicomotores, bem como as mulheres grávidas, uma vez que estas são classificadas como uma população vulnerável, de acordo com a Lei Geral de Saúde sobre investigação (Secretaría de Gobernación, 2012), e em risco para estudos de investigação (Tamayo, 2014).

Eliminação

Foram eliminadas as pessoas que decidiram desistir da pesquisa, que omitiram ou responderam duas vezes a uma pergunta e as que deixaram o instrumento inacabado.

Material

Juntamente com o instrumento aplicado foi utilizada uma ficha de identificação, onde foram obtidos os dados sócio-demográficos de cada um dos participantes, ou seja, idade, sexo, religião, semestre atual, se possui bolsa de estudos e, em caso afirmativo, o tipo de bolsa, bem como o número de irmãos que possui e o local que ocupa.

Na segunda secção, é apresentado o Inquérito sobre o Nível de Educação (LES).
Conhecimento dos Métodos Contraceptivos (KCM), que avalia a variável em estudo, dividindo-a em quatro dimensões (conceito, conhecimento dos métodos contraceptivos e conhecimento dos métodos contraceptivos), importância, tipo e frequência), desenvolvido por Aranda et al. (2017), é composto por 21 itens, indicando uma existência de consistência interna, com uma pontuação mínima de 5 e máxima de 21.

Para a obtenção do valor de fiabilidade da ECMA, os autores realizaram um teste piloto na Instituição de Ensino Particular El Paraíso com 46 alunos pertencentes ao 3º e 4º ano do ensino secundário. Foi aplicado o Alfa de Cronbach, obtendo-se uma significância de 0,67 e 0,70, dependendo da escala de medida. O escore do instrumento o qualifica como alto ou aceitável. Portanto, conclui-se que ele é válido e pode ser aplicado à população estudada.

A distribuição dos itens na escala ECMA de conhecimento dos métodos contraceptivos, divide o instrumento em dimensões: com uma pontuação mínima (pm), e uma pontuação máxima (pM), que integra o indicador, o seu objetivo é conhecer os conceitos que o aluno possui, constituído pelas questões 1, 2, 3, 4, 5, 6 e 7, pm. 0 e pM. 7.

Integra o indicador importância do conhecimento: com o objetivo de descobrir outros benefícios da utilização de contraceptivos, com as questões: 8, 9 e 10, com pm 0 e pM 3, o indicador tipo de métodos de planeamento familiar existentes: com o objetivo de determinar quais são os mais conhecidos pelos alunos, 11, 12, 13, 14 e 15 com pm. 0 e pM 5. O último indicador frequência de utilização: tem como objetivo mostrar a forma correcta de utilizar os diferentes métodos contraceptivos, 16, 17, 18, 19, 20 e 21 com pm. 0 e pM 6.

A avaliação dos indicadores foi determinada através de índices estatísticos, numa escala de 0 a 21, classificando 0 a 5 como baixo, 6 a 11 como médio e 12 a 21 como alto, para a variável geral de conhecimento dos métodos contraceptivos: quanto menor a pontuação, menor o conhecimento.

Procedimento

Esta investigação surge do problema do abandono escolar relacionado com a gravidez precoce entre os adolescentes da comunidade de El Nigromante, uma vez que, ano após ano, o número de estudantes que terminam o Telebachillerato é inferior ao número dos que entraram. Hoje em dia, os jovens iniciam a sua vida sexual ativa muito cedo, por vezes sem utilizar qualquer método contracetivo, quer por falta de conhecimentos, quer simplesmente porque acreditam que não há consequências para este tipo de comportamento.

Posteriormente, a investigação teve início na experiência educativa, Experiência de Acolhimento, a cargo da Dra. Blanca Flor Fernández, onde se determinou que o estudo pertenceria ao Corpo Académico Desenvolvimento Humano-Veracruz com a chave: UV-275, liderado pela Dra. Claudia Beatriz Enríquez Hernández, inserido na linha de geração e aplicação de conhecimentos (LGAC-1), Saúde e Educação para o Desenvolvimento Humano, do projeto "Sexualidade e reprodução" a cargo da Dra. Blanca Flor Fernández.

Uma vez avaliada a pertinência do estudo pelo Comité de Ética e Investigação da Faculdade de Enfermagem da Região de Veracruz, o Dr. Javier Salazar Mendoza foi nomeado diretor do projeto.

As actividades realizadas foram a construção do projeto a implementar, a realização de uma revisão documental sobre o tema, depois foi colocado o problema, acompanhado dos objectivos gerais e específicos, bem como da questão de investigação, sendo de referir que o estudo se baseia no modelo de promoção da saúde de Nola J. Pender.

A partir disso, iniciou-se a construção do referencial teórico e da metodologia. Além disso, o instrumento aplicado foi selecionado com o objetivo de determinar o nível de conhecimento dos métodos contraceptivos entre os adolescentes de uma escola secundária pública, apoiado pelo consentimento informado no momento da aplicação do inquérito aos alunos.

Construído o desenho do estudo, foi solicitada a aprovação das autoridades competentes para o desenvolvimento da investigação na escola, explicando o objetivo do estudo e a sua finalidade. Após o seu consentimento, o trabalho prosseguiu, utilizando a técnica da entrevista estruturada e o método foi um instrumento previamente elaborado, obtendo-se os resultados apresentados no Capítulo VI.

Uma vez obtida a informação através da aplicação do instrumento, esta foi analisada num pacote estatístico (SPSS Inc, 2006), processando e apresentando os resultados no pacote Microsoft Office no sistema operativo Windows, para assimilação e interpretação. Com este estudo, pretende-se identificar lacunas de conhecimento e desenvolver estratégias e intervenções que sirvam para potenciar esta componente.

Estratégias de análise

Para a análise dos dados foi utilizado o Statistical Package for the Social Sciences (SPSS) versão 23 para Windows, bem como o Microsoft Office 2013 (Microsoft, 2015), com os seguintes programas: Excel, Word e PowerPoint. De igual modo, foram implementadas estatísticas descritivas como percentagens, frequência, média, mediana e moda, e foi utilizado o modelo Alfa de Cronbach para a fiabilidade dos instrumentos.

Apresentação dos resultados

Para a apresentação e entrega do relatório final, foi utilizado o Microsoft Office (Microsoft, 2015), os gráficos foram construídos em Excel e as tabelas foram editadas, e o documento escrito foi elaborado, editado e integrado em Word.

Para apresentar os resultados do estudo no fórum da Experiência de Acolhimento, foi utilizado o programa Power Point, assegurando a correcta visualização e compreensão dos participantes, as referências bibliográficas e a edição do ficheiro responderam às directrizes da American Psychological Association (Viveros, 2010).

Considerações éticas

A fim de orientar o desenvolvimento do projeto, salvaguardando a integridade dos participantes e o tratamento adequado da informação, foi consultada a Constituição Política dos Estados Unidos Mexicanos: artigo 4º, terceiro parágrafo, que estabelece que todos têm direito à proteção da saúde.

A Lei definirá as bases e as modalidades de acesso aos serviços de saúde e estabelecerá a competência da Federação e dos entes federativos em matéria de saúde geral, de acordo com o disposto no inciso XVI do art. 73.

Por outro lado, um fator determinante para a obtenção de dados verdadeiros e assertivos foi a participação dos estudantes em responder ao instrumento de forma responsável   ,   garantindo a privacidade   dos dados fornecidos, procedimento realizado com base no estipulado na Lei Geral de Saúde, na seção sobre pesquisa com seres humanos (Secretaría de Gobernación 2012), e na Norma Oficial Mexicana NOM-012-SSA3-2012. Estabelecimento dos critérios para a execução de projectos de investigação para a saúde em seres humanos (DOF, 2012).

De igual modo, foram adoptadas as disposições gerais do regulamento da Lei Geral da Saúde sobre Investigação em Saúde. De acordo com o disposto no segundo título, capítulo 1, artigo 13°, neste processo, prevaleceu o critério do respeito pela dignidade e proteção dos direitos e do bem-estar do sujeito do estudo.

A individualidade e o anonimato foram protegidos em conformidade com o artigo 16.° do Capítulo 1 do Título II, uma vez que o instrumento não incluía dados pessoais ou informações que pudessem levar à identificação dos participantes.

A fim de respeitar as disposições do Título II, Capítulo 1, Artigo 17, Secção 1, este estudo é considerado isento de riscos, uma vez que não foi feita qualquer intervenção ou modificação intencional nas variáveis de estudo: variáveis fisiológicas, psicológicas ou sociais dos indivíduos participantes.

Por outro lado, a fim de respeitar o disposto nas secções I, IV, VI e VII do artigo 21.°, foi dada uma explicação clara e completa sobre a justificação e a liberdade de se retirar do inquérito quando considerado adequado.

Posteriormente, foi solicitada a autorização dos responsáveis pela instituição de ensino, através de um ofício emitido pela direção da Faculdade de Enfermagem de Orizaba, que foi entregue pelos responsáveis pelo projeto, e nessa altura foram determinados os grupos de trabalho com os quais se estabeleceria o contacto. De acordo com o dia designado nas salas de aula onde se encontravam os alunos, foi apresentado o projeto e solicitada a assinatura do consentimento informado, de forma a dar resposta ao disposto no Título II, Capítulo 1, Artigo 20.

Outro referencial ético para este projeto foi a subscrição do Código Deontológico de Enfermagem (CIE, 1953), retomando o primeiro eixo; O Enfermeiro e as Pessoas, onde se estabelece que os profissionais devem assegurar um ambiente de respeito, fornecer à pessoa informação suficiente para fundamentar o consentimento dado aos cuidados e tratamentos associados, mantendo a confidencialidade de todos os dados obtidos e usando de discrição na sua partilha.

Além disso, o eixo três; O Enfermeiro e a Profissão, que descreve a implementação da aplicação de normas aceitáveis na prática clínica, gestão, investigação e educação em enfermagem, contribuindo ativamente para o desenvolvimento de um núcleo de conhecimentos profissionais baseados na investigação (ICN, 1953).

Por último, esta declaração afirma que em toda a investigação biomédica que envolva seres humanos, deve ser estabelecido um equilíbrio claro entre os benefícios a obter e os riscos, salvaguardando a integridade dos indivíduos, evitando a todo o custo causar qualquer dano à pessoa e ao seu ambiente, proporcionando-lhe o conhecimento e a liberdade de abandonar o estudo no momento em que assim o decidir (CONAMED, 2008).

Capítulo V

Resultados do estudo

MCE. Conzatti Hernández María Esperanza
Dr. Rodríguez Muñoz Ivett
Dr. Contreras Miranda María de Jesús
Dr. Javier Salazar Mendoza
Dr. Castellanos Contreras Edith MCE.
Cabrera Martínez Margarita

O Statistical Package for the Social Sciences (SPSS, Inc, 2006), versão 23 para Windows, foi utilizado para analisar a informação, criando uma base de dados onde foram introduzidos os instrumentos, após validação e revisão do seu completo e correto preenchimento.

O plano de análise consistiu em estatística descritiva (Celis & Labrada, 2014), frequência, percentagens, medidas de tendência central: média, mediana, moda, desvio padrão, mínimo e máximo (Orellana, 2001).

Fiabilidade do instrumento

A consistência interna do instrumento foi com a escala de confiabilidade Alfa de Cronbach (García, González & Jornet, 2010), de acordo com Hernández et al. (2014), obteve-se um resultado que garantiu a escolha de um nível correto para avaliar a variável dependente: conhecimento dos métodos contraceptivos obtidos no estudo (Tabela 1).

Quadro 1
Fiabilidade do instrumento

Variável de Instrumento		Artigos	Modelo	Fiabilidade
ECMA	Conhecimento dos métodos contraceptivos	21	Alfa de Cronbach	0.679

Nota: Fonte: **ECMA:** Inquérito sobre o nível de conhecimento dos métodos contracetivos (Aranda et al., 2017).

Análise e interpretação

Quadro 2
Idade e religião por sexo da população

	Sexo		
Idade	**Mulheres** (*n=29*)	**Homens** (*n=24*)	

	f	%	f	%
15 anos		7.5		7.5
16 anos		20.8	9	17.0
17 anos	5	9.4	5	9.4
18 anos		17.0		5.7
19 anos de idade	0	0	1	1.9
20 anos	0	0	1	1.9
21 anos de idade	0	0	1	1.9
Total	**29**	**54.7%**		**45.3%**
Religião				
Católico		52.8		37.7
cristão	1	1.9	1	1.9
Ateu	0	0		5.7
Total	**29**	**54.7%**		**45.3%**

Nota: Fonte: Cartão de identificação de dados gerais.

A tabela 2 refere-se ao sexo, idade e religião dos alunos do Telebachillerato El Nigromante. Em relação à primeira variável (sexo), o sexo feminino predomina (54,7%), enquanto 45,3% são do sexo masculino, ou seja, há uma diferença populacional onde 9,4% dos alunos são do sexo feminino. Em termos de idade, os que mais se destacaram foram os indivíduos com 16 anos (37,8%), 20,8% os de 17,0%, 18 anos 22,7%, e 17 anos 18,8%, é de salientar que 20,7% têm idades compreendidas entre os 15, 19, 20 e 21 anos.

A análise das medidas de dispersão mostrou uma média de 16,7+1,3, mínimo 15 e máximo 21, mediana e moda 16, determinando que os intervalos identificados estão de acordo com o nível de estudo estudado. Dos 53 alunos do campus, 48 deles declararam pertencer à religião católica (90,5%), seguidos pelos ateus (5,7%), enquanto apenas 3,8% disseram ser cristãos.

Quadro 3
Semestre, número de irmãos e lugar por sexo

Semestre	Sexo			
	Mulheres (*n=29*)		Homens (*n=24*)	
	f	%	f	%
Segundo		17.0		22.6
Quarto		17.0		13.2
Sexto		20.8	5	9.4

	29	54.7%		45.3%
Total				
Número de irmãos				
1 a 3		32.0		28.3
4 a 6	10	18.9		13.2
7 a 13		3.8		3.8
Total	29	54.7%		45.3%
Lugar nas fileiras dos seus irmãos				
1 a 3		41.5	21	39.5
4 a 6	5	9.4	1	1.9
7 a 13		3.8		3.8
Total	29	54.7%		45.3%

Nota: Fonte: Cartão de identificação de dados.

O período em que os alunos se encontram, bem como o número de irmãos que possuem e a vaga que ocupam, é apresentado na Tabela 3. No segundo semestre, encontra-se a maior população com 39,6%, enquanto o quarto e o sexto semestres representam 30,2% cada, mostrando uma variação de 9,4% entre os alunos que ingressam no ensino médio e os que permanecem e concluem os estudos.

Quanto ao número de irmãos, as respostas variaram entre um e 13, sendo que 26,4% têm dois, o mais frequente, seguido de um, três e cinco (52,7%) do total, o que significa que mais de metade pertence a famílias com vários membros. Os restantes 20,9% têm quatro, seis, sete, oito e 13 irmãos.

Da mesma forma, pesquisamos o lugar que ocupam entre seus irmãos, tendo como resultado uma ordem do maior para o menor; o primeiro 50,9%, segundo 18,8%, terceiro 11,3%, quarto e sétimo com 5,7% cada. Da mesma forma, conclui-se que a maioria dos alunos são da primeira geração de filhos, o que pode ser benéfico para eles, uma vez que têm a oportunidade de satisfazer as suas necessidades de uma forma mais completa, no entanto, os restantes 7,6% são aqueles que integram o quinto ao décimo terceiro lugar, o que afecta o seu desempenho global, uma vez que são propensos a situações de desinteresse.

Quadro 4
Média, bolsa e tipo

Média	**Sexo**			
	Mulheres (*n=29*)		**Homens** (*n=24*)	
	f	**%**	**f**	**%**
Menos de 5,9	0	0	1	1.9
6.0 a 6.5		3.8		5.7
6.6 a 7.0	8	15.1		5.7

7.1 a 7.5		7.5	9	17.0
7.6 a 8.0	9	17.0		5.7
8.1 a 8.5		5.7		3.8
8.6 a 9.0		3.8		3.8
9.6 a 10	1	1.9	1	1.9
Total	**29**	**54.7%**		**45.3%**
Bolsa de estudo				
Sim		35.8	10	18.9
Não	10	18.9		26.4
Total	**29**	**54.7%**		**45.3%**
Tipo de bolsa				
Próspera		35.8	10	18.9
Não tenho	10	18.9		26.4
Total	**29**	**54.7%**		**45.3%**

Nota: Fonte: Cartão de identificação de dados.

Tendo em conta que a comunidade de El Nigromante dispõe do programa Prospera, que apoia financeiramente as famílias com baixos rendimentos para cobrir as despesas e incentivar os jovens a continuar a estudar, foi criada a Tabela 4 para obter um resultado exato.

A média reflectida é a obtida até ao semestre anterior (primeiro, terceiro e quinto), sendo 7,1 a 7,5 o intervalo mais frequente (24,5%), classificado como mau desempenho académico, enquanto 39,8% da população obteve valores aceitáveis (7,6-8,0, 8,1-8,5 e 8,6-9,0). É de salientar que apenas duas pessoas têm um quociente excelente de 9,6-10, enquanto 1,9% referiram uma nota de insucesso inferior a 5,9.

Mostra também que 54,7% têm uma bolsa de estudo, o que representa mais de metade da população, enquanto os restantes 45,3% não recebem qualquer apoio do governo ou de uma organização pública. Apesar de a maior percentagem ter um rendimento, os restantes (54,7%), sem apoio, continuam a ser um número alarmante, com uma diferença de apenas 9,4%.

Ao expressar que tipo de bolsa de estudo têm os alunos de Telebachillerato, a resposta com maior percentagem foi a opção PROSPERA (54,7%), o que significa que 100% usufruem da mesma, que é a única disponibilizada pela comunidade de El Nigromante e não é pelas suas capacidades académicas, ou seja, a média não é um fator desencadeante para a obter, no entanto, não se reflecte no facto de serem estudantes, uma vez que conhecem as condições para tal.

Quadro 5
Conceitos: definição, utilização, utilização, utilização e efeitos dos métodos contraceptivos

Definição de métodos contraceptivos	Sexo			
	Mulheres (*n=29*)		Masculino (*n=24*)	
	f	**%**	**f**	**%**
Prevenir a gravidez		24.5	5	9.4
São utilizados em qualquer altura	0	0		3.8
Proteger contra as DST*.		30.2		32.1
Total	**29**	**54.7%**		**45.3%**
Quem os pode utilizar				
Só para adultos		3.8		3.8
Pessoas sexualmente activas		50.9		41.5
Total	**29**	**54.7%**		**45.3%**
Se não utilizar os métodos, o que acontece?				
Gravidez		5.7		5.7
Transmissão de ISTs**	5	9.4	8	15.1
Diminui a eficácia	0	0		5.7
Todas as opções anteriores	21	39.6	10	18.9
Total	**29**	**54.7%**		**45.3%**
Método com menos efeitos secundários				
Pílula do dia seguinte		20.8	10	18.9
Cobre T		22.6	8	15.1
Amamentação		3.8		7.5
Espermicidas		7.5		3.8
Total	**29**	**54.7%**		**45.3%**

Nota: Fonte: Inquérito sobre o nível de conhecimento dos métodos Contracetivos (Aranda et al., 2017). DSTs*: Doenças Sexualmente Transmissíveis, ISTs**: Infecções Sexualmente Transmissíveis.

Na Tabela 5, integrando os conceitos de utilização, uso e efeitos, 33,9% dos alunos acreditam que os métodos contraceptivos apenas previnem a gravidez, enquanto 62,3% têm consciência de que também protegem contra doenças sexualmente transmissíveis, no entanto, os restantes 3,8% assumem que são utilizados em qualquer altura sem conhecer os seus benefícios ou consequências.

É de salientar que 92,4% sabem que a utilização de métodos de planeamento familiar se destina a toda a população sexualmente ativa e 7,6% afirmam que são apenas para adultos, no entanto, mais de metade (58,5%) determinam que a não utilização de contraceptivos é de alto risco, pois podem ocorrer diferentes consequências, tais como gravidezes indesejadas, contágio de infecções sexualmente transmissíveis, entre outras.

Por outro lado, é alarmante o facto de apenas 11,3% dos alunos saberem que a amamentação é o método com menos efeitos secundários, enquanto os restantes 88,7% não sabem.

Quadro 6
Conceitos: menstruação, amamentação, relações sexuais e métodos

Método de prevenção da gravidez	Sexo			
	Feminino ($n=29$)		Masculino ($n=24$)	
	f	**%**	**f**	**%**
Preservativo		22.6		26.4
Cobre T	8	15.1	1	1.9
Espermicidas		5.7	1	1.9
Vasectomia		11.3	8	15.4
Total	**29**	**54.7%**		**45.3%**
O método de amamentação requer				
Amamentação		30.2		20.8
Estar grávida	8	15.1	5	9.4
Tomar pílulas hormonais		3.8		5.7
Começar no primeiro dia da menstruação		5.7	5	9.4
Total	**29**	**54.7%**		**45.3%**
Método para não ter relações sexuais nos dias férteis				
Diafragma		11.3	5	9.4
Espermicida	0	0		3.8
Cobre T	1	1.9	0	0
Método do ritmo		41.5		32.1
Total	**29**	**54.7%**		**45.3%**

Nota: Fonte: Inquérito sobre o nível de conhecimento dos métodos Contraceptivos (Aranda et al., 2017).

Ao avaliar o conceito de métodos contraceptivos na Tabela 6, 49% reconhecem o preservativo como o melhor método para evitar a gravidez, mas a maior percentagem (51%) afirma que existem outros mais eficazes e que têm conhecimentos errados.

Por outro lado, 51% conhecem o método de amamentação, mas os restantes 49% têm conhecimentos vagos sobre o mesmo. O método do ritmo é não ter relações sexuais durante os dias férteis, de acordo com 73,6% dos estudantes.

Quadro 7
Importância dos seus conhecimentos

	Sexo			
Benefícios dos métodos contraceptivos de barreira	**Feminino** *(n=29)*		**Masculino** *(n=24)*	
	f	**%**	**f**	**%**
São permanentes	1	1.9	0	0
Não engordam	1	1.9	1	1.9
Previne as ISTs*.		41.5		35.8
São duradouros	5	9.4		7.5
Total	**29**	**54.7%**		**45.3%**
Método contracetivo que protege contra as IST				
Preservativo	23	43.4	21	39.6
Diafragma	1	1.9		5.7
Pílula do dia seguinte	5	9.4	0	0
Total	**29**	**54.7%**		**45.3%**
Quem é que consulta para a contraceção?				
Amigos experientes	0	0	1	1.9
Especialista		52.8	21	39.6
Família	1	1.9	0	0
Ninguém, eu li ou ouvi isso algures	0	0		3.8
Total	**29**	**54.7%**		**45.3%**

Nota: Fonte: Inquérito sobre o nível de conhecimento dos métodos Contraceptivos (Aranda et al., 2017), IST*: Infecções sexualmente transmissíveis.

Relativamente à importância do conhecimento dos métodos contraceptivos (Quadro 7), 77,3% concordam que, para além da prevenção de uma gravidez indesejada, outro benefício importante dos métodos de planeamento familiar é o facto de evitarem a propagação de infecções sexualmente transmissíveis. Da mesma forma, 83% afirmam que o preservativo é o único método que protege contra as ISTs, enquanto 17% não sabem.

A maioria dos estudantes (92,4%) afirma que é importante consultar um especialista em contraceção sobre a utilização de métodos contraceptivos, mas os restantes 7,6% acreditam que qualquer meio de comunicação pode ajudá-los a fazer uma boa utilização dos mesmos.

Quadro 8

Utilização de métodos contraceptivos existentes

Método que não é permanente _	Feminino (*n=29*)		Masculino (*n=24*)	
	f	**%**	**f**	**%**
Cobre T		13.2		17.0
Ligadura de trompas		13.2		11.3
Vasectomia		13.2		3.8
Todas as opções anteriores	8	15.1		13.2
Total	**29**	**54.7%**		**45.3%**
O preservativo feminino é um método do tipo preservativo feminino.				
Esterilização		3.8		5.7
Barreira		24.5		32.1
Químico	9	17.0		3.8
Permanente	5	9.4		3.8
Total	**29**	**54.7%**		**45.3%**
Método de ritmo de que tipo é				
Químico	5	9.4	0	0
Esterilização		5.7		5.7
Natural		37.7	21	39.6
Permanente	1	1.9	0	0
Total	**29**	**54.7%**		**45.3%**

Nota: Fonte: Inquérito sobre o nível de conhecimento dos métodos Contraceptivos (Aranda et al., 2017).

A Tabela 8 refere-se aos diferentes tipos de métodos contraceptivos, 30,2% dos alunos dizem que o T de cobre não é um método contracetivo permanente, mas 41,5% dizem que a vasectomia e a laqueação das trompas também não são métodos contraceptivos permanentes. Finalmente, os restantes 28,3% afirmam que os três métodos acima mencionados são permanentes.

O preservativo feminino é um método contracetivo de barreira, como afirmam 56,6% da população. 77,3% referem que o método do ritmo é um método natural e apenas 22,7% dos adolescentes não o identificam.

Quadro 9

Utilização de métodos contraceptivos em stock

Método utilizado por mulheres em idade fértil	Mulheres (*n=29*)		Homens (*n=24*)	
	f	**%**	**f**	**%**
Pílulas contraceptivas		20.8		3.8
Método do ritmo		5.7		5.7
Preservativo feminino		7.5		20.8
Todas as opções anteriores		20.8	8	15.1
Total	**29**	**54.7%**		**45.3%**
Classificação dos métodos contraceptivos injectáveis				
Permanente		3.8		5.7
Barreira	5	9.4		7.5
Eficaz contra as IST*.	5	9.4	0	0
Hormonal		32.1		32.1
Total	**29**	**54.7%**		**45.3%**

Nota: Fonte: Inquérito sobre o nível de conhecimento dos métodos Contraceptivos (Aranda et al., 2017), IST*: Infecções sexualmente transmissíveis.

Na Tabela 9, integra-se a utilização dos métodos contraceptivos existentes, onde uma minoria de percentagem (35,9%), é da opinião que as mulheres em idade fértil podem utilizar diferentes contraceptivos tais como: pílulas, método do ritmo e preservativo, pelo que os restantes 64,1% refere que apenas utiliza um tipo de contracetivo. Quanto aos contraceptivos injectáveis, 62,2% confirmam que são contraceptivos hormonais, mas 37,8% não distinguem a sua classificação.

Quadro 10

Frequência de utilização dos métodos

A pílula do dia seguinte deve ser	Mulheres (*n=29*)		Masculino (*n=24*)	
	f	**%**	**f**	**%**
Tomar todos os dias	0	0	1	1.9
Utilizar após uma relação sexual desprotegida	25	47.2	21	39.6

Utilizar um máximo de 10 vezes por ano		3.8		3.8
Utilizar semanalmente		3.8	0	0
Total	**29**	**54.7%**		**45.3%**
Para serem eficazes, as pílulas contraceptivas devem ser tomadas				
Após a menstruação		13.2		7.5
Antes da menstruação		20.8	10	18.9
Primeiro dia do período menstrual	5	9.4		7.5
Último dia do período menstrual		11.3		11.3
Total	**29**	**54.7%**		**45.3%**
Quando os injectáveis são aplicados				
Todos os meses		3.8		3.8
De 2 em 2 meses	5	9.4		5.7
A cada 3 meses		5.7		5.7
Mensal e trimestralmente		35.8		30.2
Total	**29**	**54.7%**		**45.3%**
Utilização de preservativos				
Apenas uma vez		52.8	23	43.4
Duas vezes, com a mesma pessoa	0	0	1	1.9
No máximo três vezes	1	1.9	0	0
Total	**29**	**54.7%**		**45.3%**

Nota: Fonte: Inquérito sobre o nível de conhecimento dos métodos Contraceptivos (Aranda et al., 2017).

Quando se avalia a frequência de utilização do método (Quadro 10), a maioria (86,8%) afirma que a pílula do dia seguinte só deve ser tomada após uma relação sexual desprotegida; os restantes 13,2% não sabem qual o momento adequado para tomar a pílula.

Os injectáveis podem ser administrados mensalmente e trimestralmente, de acordo com 66% dos alunos do telebacilato, enquanto 34% dizem que só devem ser administrados mensalmente, bimestralmente ou trimestralmente. Noventa e seis por cento da população afirma que os preservativos devem ser usados apenas uma vez, uma vez que não são reutilizáveis.

Quadro 11

Utilização frequente de contraceptivos

A segurança dos preservativos no seu melhor	Mulheres *(n=29)*	Homens *(n=24)*

	f	%	f	%
Início das relações sexuais		7.5	5	9.4
Antes do ato sexual	23	43.4		34.0
Colocamo-lo antes de ejacular.		3.8	1	1.9
Total	**29**	**54.7%**		**45.3%**
Momento da pílula do dia seguinte ou da pílula de emergência				
10 minutos antes do ato sexual		3.8		3.8
1 hora antes do ato sexual		5.7	1	1.9
No dia seguinte	10	18.9		17.0
72 horas após a relação sexual		26.4		22.6
Total	**29**	**54.7%**		**45.3%**

Nota: Fonte: Inquérito sobre o nível de conhecimento dos métodos Contraceptivos (Aranda et al., 2017).

Na Tabela 11, que descreve a frequência do uso de métodos conceptivos, 77,4% dos alunos afirmam que, para que o preservativo seja mais seguro, deve ser usado antes da relação sexual, enquanto 49% dizem que a pílula do dia seguinte deve ser tomada o mais rápido possível após a relação sexual (no máximo 72 horas depois).

Quadro 12

Classificação dos conhecimentos

Nível	f	%
Definição		
Abaixo de		5.7
Médio	29	54.7
Elevado	21	39.6
Total		**100%**
Importância		
Abaixo de	5	9.4
Médio		26.4
Elevado		64.2
Total		**100%**
Tipo		
Abaixo de		22.6

Médio		52.8
Elevado		24.5
Total		**100%**
Frequência		
Abaixo de	0	0
Médio		32.1
Elevado		67.9
Total		**100%**

Nota: Fonte: Inquérito aos Conhecimentos sobre Contraceção (Aranda et al., 2017).

A Pesquisa de Nível de Conhecimento de Métodos Contraceptivos (ECMA), de Aranda et al. (2017), é composta por quatro dimensões: conceito, importância, tipo e frequência. A partir das informações acima, a Tabela 12 foi criada para determinar o conhecimento por dimensão que os alunos do Telebachillerato El Nigromante têm sobre métodos contraceptivos.

Em termos de conceitos gerais, 54,7% têm um conhecimento médio e baixo (5,7%), somando os dois valores, determina-se que 60,4% não são teoricamente claros quanto à definição destes, uma vez que apenas 39,6% têm uma relação direta com as fontes de informação de que dispõem, ou seja, preferem fazê-lo com um amigo ou um par, embora 94,3% tenham afirmado que um especialista é a pessoa ideal para começar a utilizar os métodos (Tabela 7).

Em relação à importância dos seus conhecimentos, 64,2% obtiveram um nível elevado, o que é de risco vital, uma vez que mais de metade da população sabe que a utilização de algum tipo de método contracetivo ajuda a levar uma vida sexualmente ativa saudável.

No entanto, 26,4% têm um nível médio, uma percentagem aceitável porque conhecem os problemas de não se protegerem e, por isso, não o fazem quando têm relações sexuais.

Em relação aos diferentes métodos contraceptivos, o nível médio apresentou o maior percentual (52,85%), seguido do alto conhecimento com 24,5%, um intervalo de 1,9% de diferença, o que é alarmante, uma vez que quase um quarto da população estudada não distingue os tipos de métodos contraceptivos existentes, expondo-os a riscos potenciais, uma vez que tendo isso claro, sua escolha é errada, não sendo assim para o nível baixo (22,6%), que o utiliza. Por fim, na dimensão da frequência de uso, os resultados são melhores que os das secções anteriores, pois nenhum aluno apresentou baixo conhecimento e 100% ficaram divididos entre médio (32,1%) e alto (67,9%), sendo este o maior percentual, o que mostra que a maioria dos alunos que já são sexualmente ativos utiliza um método contracetivo (Tabela 12).

Quadro 13

Conhecimentos gerais

Nível de conhecimentos		
Nível	**f**	**%**
Abaixo de	0	0
Médio		24.5
Elevado	40	75.5
Total		**100%**

Nota: Fonte: Inquérito aos Conhecimentos sobre Contraceção (Aranda et al., 2017).

Para testar a hipótese H1: o nível de conhecimento dos métodos contraceptivos entre os adolescentes do Telebachillerato é baixo, porque as características sócio-demográficas estão envolvidas, a Tabela 13 mostra o conhecimento em geral, ou seja, as quatro dimensões de análise foram integradas e foi obtida uma percentagem total.

O resultado final é favorável, uma vez que ninguém obteve um conhecimento baixo, 24,5% é médio, enquanto o nível alto foi a percentagem mais elevada, com 75,5%, ou seja, pouco mais de três quartos da população (um valor notável).

Com o exposto, a hipótese nula H0 é aprovada: o nível de conhecimento dos métodos contraceptivos entre os adolescentes do Telebachillerato é elevado, porque as características sociodemográficas não desempenham um papel importante, embora se deva notar que as dimensões de: definição (5,7%, inferior), importância (9,4%, inferior) e tipo (22,6%, inferior) devem ser reforçadas, uma vez que isso ajudará todos os alunos a clarificar as suas ideias e a tomar melhores decisões.

Considerações finais

Dr. Méndez Cordero Ernestina
ME. López Ocampo Miguel Ángel
LE. Carral Hernández Brenda Dra.
Castellanos Contreras Edith Dr. Javier Salazar Mendoza ESS. Cuervo Pablo Gabriela Berenice **Debate**

Os métodos contraceptivos são substâncias, objectos ou procedimentos utilizados por homens e mulheres para evitar uma gravidez indesejada, espaçar os nascimentos ou deixar de ter filhos. Ajudam os indivíduos e os casais a conceber o número de filhos que desejam, no momento em que escolhem e quando se sentem mais preparados para o fazer (OMS, 2018). Também são utilizados para prevenir infecções sexualmente transmissíveis.

Por outro lado, a OMS (2018) define a adolescência como o período de crescimento e desenvolvimento humanístico que ocorre após a infância e antes da idade adulta, entre os 10 e os 19 anos. É uma das fases de transição mais importantes na vida de um ser humano, caracterizada por um ritmo acelerado de evolução e mudança.

No último século, ocorreram muitas mudanças em relação a este ciclo de vida, incluindo o início mais precoce da puberdade, o adiamento do casamento, a urbanização, a globalização da comunicação e a mudança de atitudes e práticas sexuais.

A população estudada foi constituída por 54,7% do sexo feminino e 45,3% do sexo masculino, coincidindo com Aranda et al. (2017), Vargas et al. (2016), Jiménez et al. (2016), Sánchez et al. (2015) e Moreno e Rangel (2012), determinando que são as mulheres que constituem o maior número da amostra e que são elas que fornecem informações sobre métodos contracetivos.

Vargas et al. (2016), em sua pesquisa sobre conhecimento e uso de métodos contraceptivos em estudantes da escola secundária N°2 da cidade de Tulancingo de Bravo, obtiveram uma média geral de idade de 16 anos, 54% dos participantes tinham entre 15 e 16 anos, coincidindo com este estudo, já que a maioria dos alunos tem 16 anos (37,8%) e a média é de 16 anos.

Por outro lado, Sánchez et al. (2015), no seu artigo Knowledge and use of contraceptive methods among adolescents in a health centre, confirma que o preservativo masculino é o método mais conhecido (100%), seguido dos métodos hormonais orais (87%) e do preservativo feminino (85,8%). Assim, dos 120 adolescentes, 117 (97,5%) tinham recebido informações sobre a utilização de métodos contraceptivos, sendo as fontes de informação os professores (37,5) e o pessoal de saúde (31,7%).

Os resultados contrastam com os actuais, uma vez que apenas 92,4% da população prefere receber informações diretamente de um especialista para melhor utilizar os métodos contraceptivos disponíveis. Por outro lado, a pílula do dia seguinte é um dos métodos mais populares (86,8%), seguida do preservativo (83%), que também protege contra as infecções sexualmente transmissíveis, sendo por isso um dos mais utilizados pelos adolescentes.

Em 2017, Aranda, Hualpa, Vicente e Millones estabeleceram o nível de conhecimento sobre métodos contraceptivos entre adolescentes do ensino secundário em Lo Olivos, Peru, onde mostra a maior percentagem no nível médio de conhecimento com 51,4%, seguido do nível alto com 47% e a menor percentagem no nível baixo com 9,2%.

Estes valores são consistentes com os resultados deste estudo, uma vez que 75,5% tinham conhecimento médio e 24,5% tinham conhecimento elevado, tal como Jiménez et al. (2016), onde 64,7% tinham conhecimento médio e 9,4% elevado, contrastando com Sánchez et al. (2015), que afirmaram que 100% conheciam os métodos contracetivos, Vargas et al. (2016), onde 100% tinham conhecimento elevado, e Moreno e Rangel (2012).

Relativamente à discussão teórica com o Modelo de Promoção da Saúde (Pender, et al., 1998), que refere que a teoria identifica factores cognitivo-perceptivos no indivíduo, resultando na participação em comportamentos promotores de saúde, quando existe uma orientação para a ação, neste estudo determinou-se que a população total tem intenção de participar em cuidados para aumentar o conhecimento na utilização de métodos contraceptivos.

Após a recolha de dados, foram informados e detalhados sobre as consequências da não utilização de qualquer método contracetivo como proteção, ou seja, foram incentivados a participar na adoção de comportamentos favoráveis e que este fosse transmitido a outros, a totalidade da população manifestou interesse por uma mudança, de forma a ingerir e verificar o que é referido no Modelo de Promoção da Saúde (MPS), que se baseia na educação das pessoas, como cuidar de si e levar uma vida saudável, promovendo-a, uma vez que é primordial, mais do que cuidar.

Pender et al (1998), no MPS, cita quatro paradigmas, dos quais a pessoa foi retirada, avaliando as suas características sócio-demográficas, uso e conhecimento de métodos contraceptivos, bem como problemas de saúde e constrangimentos.

Por outro lado, no Modelo de Promoção da Saúde de Pender, este refere que o objetivo ou responsabilidade de todos os profissionais de enfermagem é a prestação de cuidados de saúde, uma vez que esta é a base de qualquer plano de reforma para estes cidadãos, sendo o enfermeiro o principal agente responsável pela motivação dos utentes para a manutenção da sua saúde pessoal.

No desenvolvimento deste projeto de investigação e após a análise dos resultados comparados com a fundamentação do MPS, determinou-se que é importante realizar intervenções nestes grupos populacionais para reforçar conhecimentos e crenças e assim ter um maior impacto na questão da sexualidade na adolescência.

A importância de promover uma saúde óptima através de acções preventivas. Como citado por Pender et al. (1998), é de grande interesse, uma vez que foram identificados os factores que influenciam a tomada de decisão e as acções desenvolvidas para prevenir a doença, pelo que se confirma que o Modelo de Promoção da Saúde é uma base e fundamento iminente para os profissionais de enfermagem, uma vez que, os determinantes da promoção da saúde e dos estilos de vida dividem-se em factores cognitivo-perceptivos e, a partir destes, foi possível induzir a população a conduzir e a comportar-se através de decisões e comportamentos que favorecem a saúde, de forma a modificar esses factores.

Isto permitiu aos alunos refletir e adotar um comportamento responsável na aquisição de conhecimentos e na modulação de crenças.

A utilização e aplicação do Modelo de Promoção da Saúde de Pender neste projeto foi uma base fundamental como quadro integrador para a avaliação de conhecimentos e comportamentos, bem como para a explicação das relações entre os factores que se acredita influenciarem as mudanças de comportamentos de saúde (Giraldo, 2010). Além disso, a realização de projectos com uma abordagem quantitativa permite analisar as experiências através das histórias de vida e determinar não só a resposta, mas também o impacto e perceber os danos que foram causados na parte afectiva e física.

Por isso, é importante determinar o uso e a aplicação contínua da MPS, pois isso ajuda o profissional de enfermagem a se preparar com ferramentas fundamentais para atuar em qualquer momento, especificamente na sexualidade dos adolescentes.

Conclusão

O conhecimento dos métodos contraceptivos nos adolescentes é um tema de grande importância nos dias de hoje, uma vez que é comum, hoje em dia, as raparigas menores engravidarem como resultado de iniciarem relações sexuais desprotegidas, o que leva a agir precipitadamente, como abandonar a escola ou fazer um aborto, com a possibilidade de atrair consequências posteriores, é de notar que também previnem as IST. É igualmente importante ter um elevado nível de conhecimento sobre esta questão, o que ajudará a tomar boas decisões relativamente à saúde sexual dos alunos.

Quanto ao primeiro objetivo específico, caraterizar os dados sócio-demográficos da população, verificou-se que a idade dos participantes variou entre os 15 e os 21 anos, com uma média de 16,72, uma mediana de 16 e uma moda de 16. Havia um total de 53 alunos, dos quais predominou o sexo feminino (54,7%) sobre o masculino (45,3%), e a religião católica foi a mais frequente (90,5%).

Relativamente ao segundo objetivo, avaliar o conceito dos alunos sobre os métodos contraceptivos, verificou-se que 39,6% têm uma definição teórica clara dos métodos contraceptivos, enquanto os outros 60,4% têm conhecimentos insuficientes. É importante salientar que a maioria dos alunos (62,3%) tem conhecimento de que os métodos contraceptivos não só previnem a gravidez, como também protegem contra doenças sexualmente transmissíveis.

Relativamente ao terceiro objetivo específico, identificar os métodos contraceptivos de maior seleção e utilização na população em estudo, os resultados foram favoráveis, uma vez que ninguém obteve um nível baixo, enquanto 67,9% afirmaram saber que tipo de método utilizar e quando, mas 32,1% não sabiam.

A pílula do dia seguinte é um dos métodos mais conhecidos e por vezes mal utilizado, mas a maioria dos estudantes do ensino secundário (86,8%) sabe quando é apropriado tomar este contracetivo, mas os restantes 13,2% acreditam que podem tomá-lo sempre que quiserem sem conhecer os efeitos secundários que pode ter.

Relativamente ao quarto objetivo específico: classificar o conhecimento e a importância dos métodos contraceptivos entre os adolescentes do Telebachillerato, 83% concordam que o preservativo é o único método que protege contra as doenças sexualmente transmissíveis.

Por outro lado, 7,6% consideram que qualquer meio de divulgação é adequado para orientar sobre o uso correto dos métodos contraceptivos; no entanto, a maioria (92,4%) afirma que é de vital importância consultar um especialista sobre o uso de métodos contraceptivos. Da mesma forma, nem todos os alunos identificam os diferentes tipos de contraceptivos existentes, confundindo métodos de barreira com métodos permanentes, mas 77,3% sabem classificar o método do ritmo natural.

Dada a hipótese de trabalho (H1): o nível de conhecimento de métodos contraceptivos que os adolescentes do Telebachillerato El Nigromante, Veracruz, têm é baixo porque as características sociodemográficas intervêm, foi feita uma tabela para testar ou rejeitar a hipótese, como resultado, obteve-se que a H0: o nível de conhecimento de métodos contraceptivos que os adolescentes do Telebachillerato El Nigromante, Veracruz, têm é alto porque as características sócio-demográficas não intervêm, já que a análise mostrou que 75% da população tem um alto nível de conhecimento sobre métodos contraceptivos.5% da população tem um conhecimento elevado sobre o tema de estudo.

Enquanto que os outros 24,5% dos adolescentes se encontram no nível médio, pelo que nenhum obteve um conhecimento baixo dos métodos contraceptivos, falando de percentagens globais.

Apesar deste resultado favorável, é de vital importância reforçar certas dimensões em que nem todos os alunos obtiveram bons resultados, implementando várias intervenções entre professores, alunos e pessoal de saúde.

Assim, há necessidade de implementar intervenções de enfermagem eficazes e eficientes, utilizando a proposta do Modelo de Promoção da Saúde de Nola J. Pender, que afirma que o indivíduo é capaz de adotar comportamentos promotores de saúde em benefício da sua saúde, de forma a manter condições de saúde eficazes, desde que estimulado por profissionais de saúde altamente capacitados para o efeito (Pender et al., 1998).

Os resultados finais mostram a importância de abordar a população jovem, especialmente se esta estiver exposta a riscos, pelo que devem ser exploradas outras componentes para reforçar e, com os profissionais de enfermagem, implementar grupos de trabalho para abordar o problema.

Recomendações

Formar os enfermeiros que trabalham atualmente no local de trabalho, a fim de obterem um bom conhecimento dos métodos contraceptivos através de uma boa informação.

Realizar trabalhos relacionados com as populações estudadas, confirmando ou negando no futuro o seu maior conhecimento dos métodos contraceptivos, alargando os conhecimentos transmitidos.

Implementar acções conjuntas entre o centro de saúde e as escolas para reforçar as questões de saúde reprodutiva, a fim de evitar infecções sexualmente transmissíveis ou gravidezes indesejadas nos adolescentes.

Educar os estudantes sobre as questões de saúde, a fim de os sensibilizar e motivar a tomar medidas para o seu bem-estar e qualidade de vida.

Formar o pessoal docente da escola em questões de saúde para que possam sensibilizar os alunos para os métodos contraceptivos.

Realizar actividades que sirvam de avaliação dos adolescentes (feiras de saúde, discussão nas aulas), para determinar se as acções implementadas são adequadas e favoráveis para eles.

Sensibilizar os pais para que também implementem as questões da sexualidade com os seus filhos em casa.

Implementar a educação para a saúde sexual e reprodutiva nas escolas como um processo interdisciplinar.

Reunir as autoridades e os centros de saúde para organizar programas comunitários destinados a abordar as questões de saúde sexual dos pais e das crianças.

Ensinar aos alunos da Licenciatura em Enfermagem estratégias para abordar a promoção da saúde com adolescentes.

Referências bibliográficas

Aranda, X. A., Huallpa, M. E., Vicente, F. L., & Millones, S. G. (2017). *Nível de conhecimento sobre métodos contraceptivos em adolescentes do ensino médio da instituição de ensino privada Bertrand Rusell, Los Olivos 2015.* (Tese de bacharelato). Recuperado de http://repositorio.uch.edu.pe/bitstream/handle/uch/145/Aranda_XA_Hua llp a_MS_Vicente_Vicente_FL_TENF_2017.pdf?sequence=1&isAllowed=y

Instituto Chileno de Medicina Reprodutiva (ICMER, 2018). *Contraceção de emergência.* Recuperado de http://icmer.org/wp_ae/informacion- general-2/

Instituto Nacional de Estatística e Geografia (INEGI, 2016). *Estatísticas sobre o Dia Internacional da Juventude.* Recuperado de http://www.inegi.org.mx/saladeprensa/aproposito/2016/juventud2016_0.pd

Mosquera, J., & Mateus, J. C. (2003*). Conhecimentos, atitudes e práticas sobre métodos de planeamento familiar, VIH-SIDA e utilização dos meios de comunicação social entre os jovens.* Retrieved from: file:///C:/Users/nayel/Docu ments/ Experiencia%20Recepcional/doc.pdf

Organização Mundial de Saúde. (OMS, 2009). *Programa de orientação para a saúde dos adolescentes destinado aos profissionais de saúde.* Obtido em http://new.paho.org/hq/dmdocuments/2009/orientation%20modules%20 WHO.pdf

Organização Mundial da Saúde. (OMS, 2014). *Saúde para os adolescentes do mundo.* Obtido em: http://www. who.int/mediacentre/news/rel eases/2014/focus-adolescent-health/en/

Ministério da Educação Pública (SEP, 18 de janeiro de 2015). Inicia vida sexual entre 12 y 15 años. *Jornal Excélsior.* Recuperado de http://ww w.excelsior.co m.mx/nacional/2015/ 01/18/1003289

Silva, I. V. (16 de setembro de 2013). Adolescentes demoram a usar contraceptivos. *Jornal Excélsior.* Recuperado de https://www.excelsi or.com.mx/nacional/2013/09/16/918830#view-5

Aller, J. & Pagés, G. (1998). *Métodos anticonceptivos. Venezuela:* Segunda edição. Editorial McGraw-Hill, Interamericana.

Aranda, X. A., Huallpa, M. E., Vicente, F. L., & Millones, S. G. (2017). *Nível de conhecimento sobre métodos contraceptivos em adolescentes do ensino secundário da instituição de ensino privado Bertrand Rusell, Los Olivos 2015.* (Tese de bacharelato). Recuperado de http://repositorio.uch.edu.pe/bitstream/handle/uch/145/Aranda_XA_Hua llp a_MS_Vicente_Vicente_FL_TENF_2017.pdf?sequence=1&isAllowed=y

Asociación Mexicana de Agencias de Investigación y Opinión Pública A.C. (AMAI, 2004). *Classificação dos níveis socioeconómicos no México segundo a AMAI.* Retrieved from http://www.fergut.com/clasificacion-de-niveles-socioeconomicos -en-mexico-segun-la-amai/

Ayala, A. J., & Pereira, C. (2014). *Utilização de métodos contraceptivos em jovens numa perspetiva de género: uma visão a partir da educação para a saúde.* (Tese de bacharelato, Universidad Autónoma del Estado de México). Recuperado de http://ri.uaemex.mx/bitstream/handle/20.500. 11799/66673/2014%2C%20AYALA%2C%20METODOS%20C EPTICONC

EPTIVOS-split-merge.pdf?sequence=3&isAllowed=y

Benetti, S. (2011). *Formação abrangente: sexualidade.* Recuperado de http://form aci on-integ ral.com.ar/website/?p=17

Casaya, M. (2017). *Conhecimentos, atitudes e práticas do pessoal de enfermagem sobre normas de biossegurança em procedimentos de hemodiálise, Hospital Militar Dr. Alejandro Dávila Bolaños, Manágua, Nicarágua.* Recuperado de http://repositorio.unan.edu.ni/ 7912/1/t955.pdf

Conselho Nacional de População (CONAPO, 2014). *Pesquisa Nacional de Dinâmica Demográfica.* Recuperado de http://www.inegi.org.mx/salade prensa/boletines/2015/especiales/especiales2015_07_1.pdf

Conselho Nacional de População (CONAPO, 2016). *Situação da saúde sexual e reprodutiva.* Recuperado de http://www.omm.org.mx/images/ stories/Documentos%20grandes/Situacion_SS_y_R_2016.pdf

Descritores em Ciências da Saúde. (DeCS, 2018). *Conhecimentos.* Obtido em http://decs.bvs.br/cgi-bin/wxis1660.exe/decsserver/

Jornal Oficial da Federação (2018). *Constitución Política de los Estados Unidos Mexicanos de 1917.* Obtido em http://www.diputados.gob. mx/LeyesBiblio/pdf/1_270818.pdf

Diario Oficial de la Federación (2018). *Lei Geral da População de 1974.* Recuperado de http://www.diputados.gob.mx/LeyesBiblio/pdf/140_1207 18.pdf

Diário Oficial da Federação (DOF, 1993). *Norma Oficial Mexicana, NOM 005-SSA2-1993, De los Servicios de Planificación Familiar.* Recuperado de *http://www.salud.gob.mx/unidades/cdi/nom/005ssa23.h tml*

Diário Oficial da Federação (DOF, 2000). *Lei de proteção dos direitos da criança e do adolescente.* Recuperado de https://docs.mexico.justia.com/federales/ley_para_la_proteccion_de_los_derecho s_de_ninas_ninos_ninos_y_adolescentes.pdf

Inquérito Nacional de Saúde e Nutrição (ENSANUT, 2006). *Relatório final de resultados.* Obtido em http://transparencia.insp.mx/2017/auditorias insp/12701_Resultados_E ncuesta_ENSANUT_MC2016.pdf

Gabarro, B. D. (2010). *O insucesso escolar: a solução inesperada do género e da coeducação.* Lleida: Boira Editorial.

Hoffe, O. (2004). *Breve historia ilustrada de la filosofia, El mundo de las ideas.* Barcelona, Espanha: Ediciones Península.

Instituto Mexicano de Segurança Social (2015). *Planeamento familiar.* Recuperado de http://www.imss.gob.mx/salud-en-linea/planificacion-família

Instituto Nacional de Estatística e Geografia (INEGI, 2015). *Inquérito Nacional às Dinâmicas Demográficas 2014.* Recuperado de http://www.inegi.org.mx/saladeprensa/boletines/2015/especiales/especi ales2015_07_1.pdf

Instituto Nacional de Estatística e Geografia (INEGI, 2016). *Estatísticas sobre o Dia Internacional da Juventude.* Recuperado de http://www.inegi.org.mx/saladeprensa/aproposito/2016/juventud2016_0. pd

Jiménez, D. I., Vilchis, E., & Martínez, M. D. (2016). *Nível de conhecimento sobre métodos contraceptivos entre estudantes de uma escola secundária mexiquense* (tese de bacharelato). Recuperado de http://ri.uaemex.mx/bitstream/handle/20.500.11799/66316/TESIS%20(6)-split-merge.pdf?sequen ce=3

López, F. (2003). *Papiro Ebers - O papiro médico mais importante.* Recuperado de http://egiptologia.org/?page_id=1149

Maier, C. (2017). *5 características da adolescência.* Retrieved from http://www.ehowenespanol.com/5caracteristicasadolescenciainfo_1112 39

Marcos, M. A., (1988). *Pierre Duhem: A filosofia da ciência nas suas origens.* Recuperado de http://www.fyl.uva.es/~wfilosof/webMarcos/text os/Duhem_complete_book.pdf

Martos, A. (2009). *Breve história do preservativo e dos métodos contraceptivos.* Obtido em www.books.google.com

Moreno, J. N., & Rangel, D. C. (2012). *Conocimiento sobre métodos anticonceptivos en estudiantes de 9° de la U.E. Nuestra Señora de Lourdes, Puerto Ordaz, estado Bolívar* (Tese de graduação). Recuperado de http://hdl.handle. net/123456789/2226

Organização Mundial da Saúde. (OMS, 2015). Trends *in Contraceptive Use Worldwide [Tendências da utilização de contracetivos a nível mundial].* Recuperado de http://www.un.org/en/development/desa/ population/publications/pdf/family/trendsContraceptiveUse2015Report.pd f

Organização Mundial da Saúde. (OMS, 2015). *World contraceptive patterns.* Obtido em http://www.un.org/en/development/desa/popu lation/publ ications/pdf/family/Infochart-World-Contraceptive-Patterns-2015.pdf

Organização Mundial da Saúde. (OMS, 2016). *Saúde materna, do recém-nascido, da criança e do adolescente.* Recuperado de http://www.who.int/m aternal _child_adolescent/topics /adolescence/en/

Organização Mundial da Saúde. (OMS, 2018). *Saúde materna, do recém-nascido, da criança e do adolescente, Desenvolvimento do adolescente.* Obtido em http://www.who.int/maternal_child_adolescent/topics/ad olescence/dev/en

Organização Pan-Americana da Saúde. (2007). *Saúde nas Américas Vol. 2 - Perfis dos países 2007.* Recuperado de https://www.paho.org/cor/inde x.php?option=com_docman&view=download&alias=257-salud-en-las-americas-2007-vol-2&category_slug=publications&Itemid=222

Organização para a Cooperação e Desenvolvimento Económico (OCDE, 2014). *Education at a glance.* Obtido em https://www.mecd.gob.es/d ctm/inee/educationindicators/panorama2014/panorama2014web.pdf ?documentId=0901e72b81b20622

Pérez, P. J (2008). *Definição de: Definição de conhecimento.* Recuperado de https://definicion.de/conocimiento/

Ruiz, P. J. (2013). Problemas escolares na adolescência. *Revista Pediatría Integral, XVII*(2). Recuperado de https://www.pediatriaintegral. es/numeros-anteriores/publicacion-2013-03/los-problemas-escolares- en-la-adolescencia/

Sánchez, M. C., Dávila, R.,   & Ponce E. F. (2015). Conhecimento e uso de métodos contraceptivos entre adolescentes de um centro de saúde. *Revista atención familiar, 22*(2). doi: 10.1016/S1405-8871(16)30044-X

Sanyo, S., & Molina, R. (2005). *História da contraceção. Manual online do Centro Latino-Americano de Saúde e Mulher.* Recuperado de http.www.c elsam.org/home/manual.a sp?cvemanual=7,

Ministério da Saúde   (2005).*LeyGeneraldeSalud.*recuperado de http://www.salud.gob.mx/cnts/pdfs/LEY_GENERAL_DE_SALUD.pdf

SecretaríadeSalud   .   (2015).   LeyGeneraldeSalud   .
https://www.ucol.mx/content/cms/13/file/federal/LEY_GRAL_DE_SALUD .pdf

Semilla, D. F. (2011). *Filosofía contemporânea: Augusto Comte, Resumo do passado moderno.* Recuperado de http://textosfil.blogspot.mx/2011/09/au gusto-comte-sumario-del-pastado.html

Universidade do Chile (2017). *Características gerais do desenvolvimento BIO- PSICO-SOCIAL da adolescência.* Recuperado de http://educacionse xual.uchile.cl/index.php/hablando-de-sexo/adolescencia/desarrollo-bio- psico-social-de-la-adolescencia.

Vargas, S., Yunez, E. M.,   & Ramírez, M. D. (2016). *Avaliação do conhecimento e uso de métodos contraceptivos em estudantes do ensino médio №2 da cidade de Tulancingo de Bravo, Hidalgo, 2015* (Tese de Bacharelado). Recuperado de http://catalogoinsp.mx/files/tes/ 055185.pdf

Weiner, B. (1986). *An attributional theory of motivation and emotion (Uma teoria atribucional da motivação e da emoção).* EUA, Nova Iorque: Springer Verlag.

Comissão Nacional de Arbitragem Médica (CONAMED, 2008). *Normas da declaração de Helsínquia.* Obtido em http://www.wma.net/es/30publi cations/10policies/b3/17c_en.pdf

Conselho Internacional de Enfermeiros (ICN, 1953*). Código de Ética do ICN para a profissão de enfermeiro.* Recuperado de http://castellon.sa n.gva.es/documents/4434516/5188103/Codigo+Deontol ogico+CIE.pdf

Mariner, A., & Raile, M. (2007). *Modelos e teorias em enfermagem.* Sétima edição. Editorial: Elsevier Science Madrid Espanha.

Pender, N. J. (1996). *Promoção da saúde na prática de enfermagem* (3ª ed.). Stamford, CT: Appleton & Lange.

Pender, N. J., Walker, S. N., Sechrist, K. R.,   & Stromborg, M. F. (1998). *Desenvolvimento e teste do* Modelo de *Promoção da Saúde. Enfermagem Cardiovascular, 24*(6), 41-43.

Pender, N. J., Walker, S. N., Stromborg, M.F., & Sechrist, K.R. (2009). *Previsão de estilos de vida promotores de saúde no local de trabalho. Investigação em Enfermagem.   39*(6). Recuperado de https://www.ncbi.nlm.nih.gov/pub med/2092305

Ministério do Interior (2012). *Reglamento de la ley general de salud en materia de investigación para la salud.* Recuperado de http://www.salud .gob.mx/ unidades /cdi/nom/compi/rlgsmis.html

Aranda, X. A., Huallpa, M. E., Vicente, F. L., & Millones, S. G. (2017). *Nível de conhecimento sobre métodos contraceptivos em adolescentes do ensino secundário da instituição de ensino privado Bertrand Rusell, Los Olivos 2015.* (Tese de bacharelato). Recuperado de http://r epositorio.uch.edu.pe/bitstream/handle/uch/145/Aranda_XA_Huallpa_M S_Vicente_FL_TENF_2017.pdf?sequence=1&isAllowed=y

Canales, F. H., Alvarado, E. L., & Pineda, E. B. (2013). *Metodologia de pesquisa; Manual para o desenvolvimento do pessoal de saúde.* México: Limusa.

Comissão Nacional de Arbitragem Médica (CONAMED, 2008). *Normas da declaração de Helsínquia.* Obtido em http://www.wma.net/es/30publi cations/10policies/b3/17c_en.pdf

Conselho Internacional de Enfermeiros (ICN, 1953*). Código de Ética do ICN para a*

profissão de enfermeiro. Recuperado de http://castellon.sa
n.gva.es/documents/4434516/5188103/Codigo+Deontol ogico+CIE.pdf

Diário Oficial da Federação (DOF, 2012). *Norma Oficial Mexicana NOM- 012-SSA3-
2012, Que estabelece os critérios para a ejeção de projectos de investigação
para a saúde em seres humanos.* Recuperado de
http://dof.gob.mx/nota_detalle.phpcodigo=5284148&fe cha=04/01/20 13

Grove, S., Gray, J., & Burns, N. (2016). *Investigação em enfermagem; Desenvolvendo
a prática de enfermagem baseada em evidências (6ª Edition).* Barcelona,
Espanha: ELSEVIER.

Microsoft (2015). Guias de *início rápido do Office 2013.* Obtido de https
://support.office.com/en/article/Office-2013-Quick-start-guides- 4a8aa04a-f7f3-
4a4d-823c3dbc4b8672a1?CorrelationId=10bc30cd-bb0a- 4258-a154-
5e3cf4d78e1c&ui=esES&rs=esES&ad=ES&ocmsassetID=H A103673669

Ortiz, F. G., & García, M. (2014). *Metodologia de pesquisa; O processo e suas
técnicas.* México: LIMUSA.

Polit, D., & Hungler, B. (2000). *Investigação Científica em Ciências da Saúde.* Sexta
edição. México DF: Mc Graw-Hill interamericana.

Secretaria de Gobernación (2012), *Reglamento de la ley general de salud en materia de
investigación para la salud.* Recuperado de http://www.salud .gob.mx/ unidades
/cdi/nom/compi/rlgsmis.html

Secretaria de Gobernación (2012), *Reglamento de la Ley General de Salud en Materia
de Investigación para la Salud.* Recuperado de http://www.s
alud.gob.mx/unidades /cdi/nom/compi/rlgsmis.html

Secretaria de Gobernación (2012). *Constitución Política De Los Estados Unidos
Mexicanos.* Recuperado de http://www.sct.gob.mx/JUR E/doc/cp eum.pdf

Ministério da Saúde. (2005). *Lei Geral de Saúde.* Recuperado de
http://www.salud.gob.mx/cnts/pdfs/LEY_GENERAL_DE_SALUD.pdf

SPSS, Inc. (2006). *Breve guia do SPSS 15.0.* Obtido em
http://www.um.es/ae/soloumu/pdfs/pdfs_manuales_spss/SPSS%20Brief
%20Guide%2015.0.pdf

Tamayo, M. (2014). *O processo de investigação científica.* México: LIMUSA.

Viveros, S. (2010). *Manual de publicação da American Psychological
Association (3ª Edition).* NE. Washington DC: The Modern Handbook.

Aranda, X. A., Huallpa, M. E., Vicente, F. L., & Millones, S. G. (2017). *Nível de
conhecimento sobre métodos contraceptivos em adolescentes do ensino
secundário da instituição de ensino privado Bertrand Rusell, Los Olivos 2015.*
(Tese de bacharelato). Recuperado de http://r
epositorio.uch.edu.pe/bitstream/handle/uch/145/Aranda_XA_Huallpa_M
S_Vicente_FL_TENF_2017.pdf?sequence=1&isAllowed=y

Celis, A., & Labrada, V. (2014). *Bioestatística (3ª Edition).* México: El Manual
Moderno

García, R., González, J., & Jornet, J. M. (2010). *SPSS: análise de fiabilidade. Alfa de
Cronbach.* Obtido em https://www.uv.es/innomide/spss/SP SS/ SPSS _080
1B.pdf

Hernández, R., Fernández, C., & Batista, P. (2014). *Metodología de la investigación*
(6ª Ed). México D.F., México: Interamericana editores, S.A de C.V.

Orellana, L. (2001). *Estadística descriptiva.* Obtido em http://www.dm.ub
a.ar/materias/estadistica_Q/2011/1/modulo%20descriptiva.pdf

SPSS, Inc. (2006). *Guia rápido do SPSS 15.0*. Obtido em
http://www.um.es/ae/soloumu/pdfs/pdfs_manuales_spss/SPSS%20Brief
%20Guide%2015.0.pdf

Aranda, X. A., Huallpa, M. E., Vicente, F. L., & Millones, S. G. (2017). *Nível de
conhecimento sobre métodos contraceptivos em adolescentes do ensino
secundário da instituição de ensino privado Bertrand Rusell, Los Olivos 2015*.
(Tese de bacharelato). Recuperado de
http://repositorio.uch.edu.pe/bitstream/handle/uch/145/Aranda_XA_Hua llp
a_MS_Vicente_Vicente_FL_TENF_2017.pdf?sequence=1&isAllowed=y

Giraldo, F. (2010). A teoria evolutiva do conhecimento. Colômbia.   Recuperado de
http://www.facso.uchile.cl/publicaciones/moebio/mobile/20/giraldo.html

Moreno, J. N., & Rangel, D. C. (2012). *Conocimiento sobre métodos anticonceptivos en
estudiantes de 9° de la U.E. Nuestra Señora de Lourdes, Puerto Ordaz, estado
Bolívar* (Tese de graduação). Recuperado de http://hdl.handle.
net/123456789/2226

Jiménez, D. I., Vilchis, E., & Martínez, M. D. (2016). *Nível de conhecimento sobre
métodos contraceptivos entre estudantes de uma escola secundária mexiquense*
(tese de bacharelato). Recuperado de
http://ri.uaemex.mx/bitstream/handle/20.500.11799/66316/TESIS%20(6)-split-
merge.pdf?sequen ce=3

Organização Mundial da Saúde. (OMS, 2018). *Saúde da mãe, do recém-nascido, da
criança e do adolescente, Desenvolvimento do adolescente*. Obtido de
http://www.who.int/maternal_child_adolescent/topics/adole scence/dev/en

Organização Mundial da Saúde. (OMS, 2018). Planeamento familiar.   Recuperado de
https://www.who.int/es/news-room/fact-sheets/detail/family-planning-
contraception

Pender, N. J., Walker, S. N., Sechrist, K. R., & Stromborg, M. F. (1998).
Desenvolvimento e teste do Modelo de *Promoção da Saúde. Enfermagem
Cardiovascular, 24*(6), 41-43.

Sánchez, M. C., Dávila, R.,   & Ponce E. F. (2015). Conhecimento e uso de
métodos contraceptivos entre adolescentes de um centro de saúde. *Revista
atención familiar, 22*(2). doi: 10.1016/S1405-8871(16)30044-X

Vargas, S., Yunez, E. M., & Ramírez, M. D. (2016). *Avaliação do
conhecimento e uso de métodos contraceptivos em estudantes do ensino médio
№2 da cidade de Tulancingo de Bravo, Hidalgo, 2015* (Tese de Bacharelado).
Recuperado de http://catalogoinsp.mx/files/tes/ 055185.pdf

Anexos

Anexo 1. Consentimento informado
Universidad Veracruzana
Faculdade de Enfermagem
Região de Veracruz
Consentimento informado

Ao assinar este documento, dou o meu consentimento para participar voluntariamente na presente atividade **"Conhecimento dos métodos contraceptivos em adolescentes do Telebachillerato El Nigromante, Veracruz"**, que está relacionada com a minha vida quotidiana. Considero que os resultados deste estudo serão úteis para melhorar os programas de saúde preventiva.

A minha participação consiste em responder a algumas perguntas e permitir que sejam efectuados cuidados ou procedimentos em mim que não ponham em risco a minha integridade física e emocional. Da mesma forma, foi-me dito que os dados que fornecerei serão confidenciais, sem possibilidade de identificação individual e também que posso deixar de participar nesta investigação em qualquer altura que desejar. Por outro lado, autorizo os responsáveis pela investigação a entrar no meu percurso escolar, de forma a obter dados verdadeiros e reais e, com isso, contribuir com recomendações para o currículo da Licenciatura em Enfermagem.

A estudante de enfermagem **Gabriela Berenice Cuervo Pablo** está a realizar o estudo sob a direção do **Dr. Javier Salazar Mendoza,** responsável pela investigação.

Assinatura do entrevistado

<u>**Gabriela Berenice Cuervo Pablo**</u>   <u>**Dr. Javier Salazar Mendoza**</u>
Responsável

Anexo 2. Questionário de dados sócio-demográficos
Universidad Veracruzana
Faculdade de Enfermagem
Região de Veracruz
Formulário de dados sócio-demográficos

Instruções: O instrumento tem os seguintes aspectos na sua estrutura: apresenta 21 itens de conhecimento dos métodos contraceptivos, divididos em quatro dimensões: A. Conceito: Geral segundo a OMS. B. Importância: Do seu conhecimento. C. Tipo de métodos contraceptivos que existem. D. Frequência: Da utilização dos métodos. **Responda às** informações solicitadas **na linha e na subsecção, colocando um círculo na opção que considera ser a melhor**, lembrando que os dados fornecidos são confidenciais e o anonimato é mantido.

1. Dados gerais
Idade: ___ anos. **Estado civil:** ___________ **Religião:** _______ **Sexo: F ___ M ___**

Semestre em que está a estudar: _______________________________
Número de irmãos na sua família: _____________________________

Lugar que ocupa entre os seus irmãos: _______________ **Tem algum**
tipo de bolsa? SIM ___ NÃO ___ Qual? _________________

Indique a média que obteve durante o ensino secundário, até ao semestre em curso (aproximadamente).

-5.9 6 ___ .0-6.5 6________ .6-7.0 7________ .1-7.5 7_________ .6-8.0 _________
8.1-8.5 8 ___ .6-9.0 9 ________ .1-9.5 9________ .6-10 ________

Anexo 3. Instrumento de pesquisa
Universidad Veracruzana
Faculdade de Enfermagem
Região de Veracruz
Instrumento de pesquisa

A. Conceito de dimensões
1. O que são métodos contraceptivos?
a) Trata-se de métodos que podem ser utilizados sem indicação médica.
b) São métodos que previnem gravidezes não desejadas.
c) Estes são métodos que podemos utilizar em qualquer altura.
d) São métodos que protegem contra as doenças sexualmente transmissíveis.

B. Importância dos seus conhecimentos
8. Para além de a proteger da gravidez, que outros benefícios importantes têm os métodos contraceptivos de barreira?
a) São permanentesb   ) Não engordam
c) Previnem as infecções sexualmente transmissíveis d) São duradouras

C. Tipo de métodos contraceptivos disponíveis
11. O que é que NÃO é um método contracetivo permanente?
(a) Cobre T (b   ) Ligadura de trompas
c) Vasectomiaad   ) Todas as anteriores

D. Frequência de utilização dos métodos
16. A pílula do dia seguinte é um método contracetivo que...
a) Deve ser tomado todos os dias b) Só deve ser utilizado depois de ter relações sexuais sem proteção contraceptiva

c) Pode ser utilizado no máximo 10 vezes por ano d) Utilizado semanalmente
Se estiver interessado em consultar o instrumento de medição, clique aqui.

Aranda, X. A., Huallpa, M. E., Vicente, F. L., & Millones, S. G. (2017). *Nível de conhecimento sobre métodos contraceptivos em adolescentes do ensino médio da instituição de ensino privada Bertrand Rusell, Los Olivos 2015.* (Tese de bacharelato). Retrieved from http://r positorio.uch.edu.pe/bitstream/handle/uch/145/Aranda_XA_Huallpa_M S_Vicente_FL_TENF_2017.pdf?sequence=1&isAllowed=y

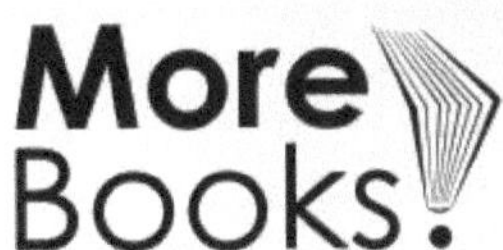

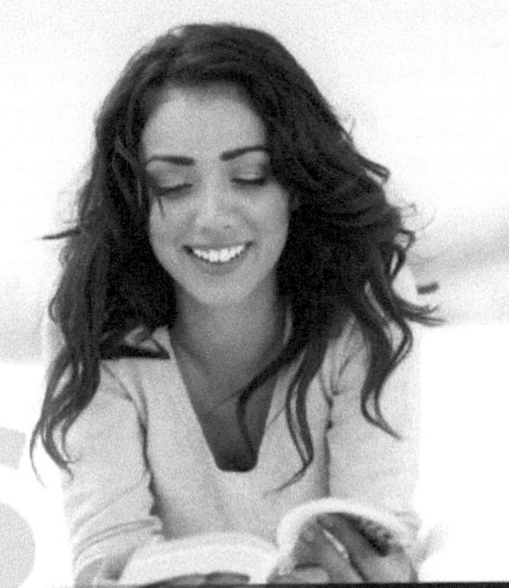

Buy your books fast and straightforward online - at one of world's fastest growing online book stores! Environmentally sound due to Print-on-Demand technologies.

Buy your books online at
www.morebooks.shop

Compre os seus livros mais rápido e diretamente na internet, em uma das livrarias on-line com o maior crescimento no mundo! Produção que protege o meio ambiente através das tecnologias de impressão sob demanda.

Compre os seus livros on-line em
www.morebooks.shop

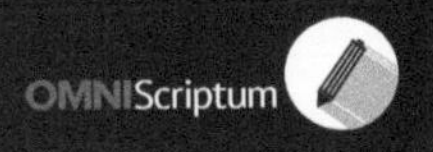

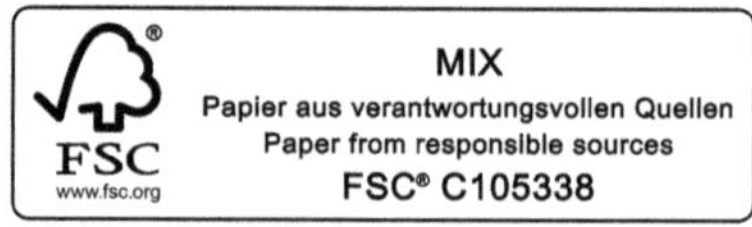

Printed by Books on Demand GmbH, Norderstedt / Germany